よくわかる 医用画像工学 改訂2版

Medical imaging technology

石田 隆行 ●編
石田 隆行・松本 政雄・加野 亜紀子・下瀬川 正幸 ●共著

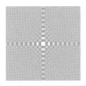

line spread function
presampled MTF
specificity
点像分布関数PSF
畳み込み積分
characteristic curve
Noise power spectrum
discrete spectrum
likelihood ratio
位置決定ROC解析
レスポンス関数
root mean square

変調伝達関数

Wiener spectrum
true negative fraction

modulation transfer function
RMS
IEC
プリサンプルドMTF
unsharp masking
サンプリング定理

sensitivity

impulse response
sampling frequency
unit step function
comb function
FPI
ナイキスト周波数
false positive
DQE

detective quantum efficiency
Nyquist frequency
pixel size
NEQ
フーリエ変換
noise equivalent quanta
gray level
density resolution

PSF

convolution integral
TNF
mottle
aliasing
look up table
sinc関数
ラチチュード

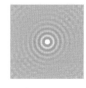
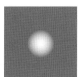

edge spread function

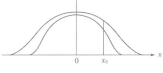

Ohmsha

本書を発行するにあたって，内容に誤りのないようできる限りの注意を払いましたが，本書の内容を適用した結果生じたこと，また，適用できなかった結果について，著者，出版社とも一切の責任を負いませんのでご了承ください．

本書は，「著作権法」によって，著作権等の権利が保護されている著作物です．本書の複製権・翻訳権・上映権・譲渡権・公衆送信権（送信可能化権を含む）は著作権者が保有しています．本書の全部または一部につき，無断で転載，複写複製，電子的装置への入力等をされると，著作権等の権利侵害となる場合があります．また，代行業者等の第三者によるスキャンやデジタル化は，たとえ個人や家庭内での利用であっても著作権法上認められておりませんので，ご注意ください．

本書の無断複写は，著作権法上の制限事項を除き，禁じられています．本書の複写複製を希望される場合は，そのつど事前に下記へ連絡して許諾を得てください．

出版者著作権管理機構
（電話 03-5244-5088，FAX 03-5244-5089，e-mail：info@jcopy.or.jp）

JCOPY ＜出版者著作権管理機構 委託出版物＞

改訂2版　はじめに

　医用画像工学の知識は，放射線医療で用いられているすべてのモダリティにおいて必要な知識です．目に見えないX線が人体透過後に体内情報を担ったX線像となり，それがX線検出器によって目に見える画像となるまでのX線画像形成過程，画像信号のディジタル化の方法やディジタル化に伴う特有のノイズの知識，形成されたX線画像の画質を物理的に評価するための理論や方法といった基礎知識が曖昧なままでは，放射線医療分野の高度な研究や医療現場での技術科学に基づく診療支援は円滑に進みません．

　医用画像は，その良し悪しが診断精度に直結するため，正確に数値で評価するための知識や技術の習得が大切であるとともに，得られた画像を観察する視覚的評価に関する扱い方の理論や方法も重要です．それらを学ぶのに適した教科書として「よくわかる医用画像工学」を出版し，これまで多くの学生や診療放射線技師の皆様にご利用いただきました．また，本書は講義に使うことを強く意識した章立てと内容になっており，これを利用することによって，先に述べた基礎知識が体系的に学べるよう編集されています．

　筆者自身，初版が出版されてから今まで教科書として使い続けてきました．その経験から，もう少し補強した方が初学者に理解しやすいのではないかと思われる点があり，今回の改訂をすることにしました．特に，畳み込み積分やフーリエ変換の説明をわかりやすくし，IECレポートの最新情報，そして演習問題の増強など，より多くの読者の皆様に医用画像工学を深く理解していただくための改訂になっています．演習問題は，診療放射線技師の国家試験で問われるレベルの問題もあれば，難度の高い問題もありますので，これらがすべて解けるようになれば，医用画像工学の知識は十分に身についた証といってよいでしょう．

　最後になりましたが，この改訂2版が，医用画像工学を学ぶ学生や診療放射線技師の皆様に役立ち，この分野の研究を担う研究者やメディカルスタッフが現れることを願ってやみません．

2015年10月

編者しるす

初版　はじめに

　診療放射線技師は，高度な医用画像診断装置を用いて病変の存在診断や鑑別診断をするための画像を撮影し医師に提供するという，重要な役割を担っています．技師の業務の中でも，特に頻度が高いX線撮影においては，撮影に伴う被検者の被曝線量を抑え，かつ診断に役立つ情報を持った画像を提供することが求められているために，X線画像が形成される過程の理解や画質の制御・評価に関する知識が必要不可欠となります．さらに近年は，画像のディジタル化が進み，ディジタル画像によるモニタ診断が広がってきたことから，表示系も含んだディジタル画像の特性，画像処理，画像表示などに関する知識の必要性も高まってきています．

　このような中，診療放射線技師の教育において，「医用画像工学」の重要性が以前にも増して高まってきています．また，診療放射線技師国家試験の問題でも，次第に深い知識を問う問題が増えてきています．

　そこで，現在必要な医用画像工学の基礎から応用までを，わかりやすく記述し，まとめるため，医用画像工学分野の教育・研究において豊富な経験を持つ先生方に執筆をお願いしたのが本書です．

　本書は，診療放射線技師を目指す学生，高度な専門知識を得ようとしている大学院生，最新技術をもう一度学び直したいと考えている臨床現場の診療放射線技師，医用画像に興味をもつ医師や理工学分野の学生など多くの方々が学習しやすい内容となるように心がけています．学ぶ項目を14章に分けることにより，教科書としても利用しやすく，また診療放射線技師を目指して学ぶ皆さんには国家試験対策に直結する演習問題を作成し，学習効果の充実を図っています．本書を手にして学ぶ皆さんにとって，この本が役立つことを心から願っています．

2008年8月

編者しるす

目次

第1章　X線画像の生成
- 1.1　X線の発生 …… 2
- 1.2　X線スペクトル …… 2
- 1.3　X線の減弱 …… 2
- 1.4　画像の形成 …… 4
- 1.5　画質への影響 …… 6
- 演習問題 …… 9

第2章　畳み込み積分
- 2.1　畳み込み積分 …… 12
  - 2.1.1　インパルス関数 …… 14
  - 2.1.2　単位ステップ関数の像 …… 16
  - 2.1.3　スリット関数の像 …… 17
- 演習問題 …… 18

第3章　フーリエ変換
- 3.1　フーリエ級数とフーリエ変換 …… 22
- 3.2　フーリエ変換の性質 …… 27
  - 3.2.1　線形性 …… 27
  - 3.2.2　対称性 …… 27
  - 3.2.3　関数$f(x)$の平行移動 …… 28
  - 3.2.4　座標の増倍 …… 29
  - 3.2.5　畳み込み定理 …… 30
  - 3.2.6　パーセヴァルの定理 …… 31
- 3.3　フーリエ変換の例 …… 32
  - 3.3.1　矩形波 …… 32
  - 3.3.2　インパルス関数 …… 33
- 3.4　標本化定理 …… 33
- 演習問題 …… 35

第4章　画像のディジタル化
- 4.1　医用分野におけるディジタル画像 …… 38
- 4.2　画像のディジタル化 …… 38
  - 4.2.1　アナログ信号とディジタル信号 …… 38
  - 4.2.2　ディジタル化とは …… 38
  - 4.2.3　標本化と空間分解能 …… 39
  - 4.2.4　量子化と濃度分解能 …… 40

- 4.3 標本化定理とエリアシング …………………………… 42
  - 4.3.1 標本化定理 ___42
  - 4.3.2 標本化と空間周波数スペクトル ___44
  - 4.3.3 エリアシング ___45
- 4.4 3次元画像および動画像への応用 …………………………… 47
- 4.5 ディジタル画像のデータ量 …………………………… 47
- 4.6 ディジタルX線画像システムの画像形成のしくみ ……… 48
  - 4.6.1 代表的なディジタルX線画像システム ___48
  - 4.6.2 CRシステム ___48
  - 4.6.3 FPDシステム ___49
- 演習問題 …………………………… 51

第5章　画像の基本特性—入出力特性

- 5.1 入出力特性と特性曲線 …………………………… 54
  - 5.1.1 入出力特性とは ___54
  - 5.1.2 アナログX線画像システムの入出力特性と特性曲線 ___54
  - 5.1.3 ディジタルX線画像システムの入出力特性と特性曲線 ___55
- 5.2 ディジタル特性曲線 …………………………… 55
  - 5.2.1 ディジタルX線画像システムの特徴 ___55
  - 5.2.2 ディジタルX線画像システムの構成要素と特性曲線 ___56
  - 5.2.3 ディジタル特性曲線の表示方法 ___58
- 5.3 ディジタル特性曲線の測定方法 …………………………… 58
  - 5.3.1 タイムスケール法 ___58
  - 5.3.2 距離法 ___59
  - 5.3.3 ブートストラップ法 ___59
- 5.4 ディジタル特性曲線より得られる特性 …………………………… 59
  - 5.4.1 相対感度 ___59
  - 5.4.2 ダイナミックレンジ ___60
  - 5.4.3 階調度 ___60
  - 5.4.4 画像コントラスト ___60
- 演習問題 …………………………… 63

第6章　画像の解像特性—解析の原理と方法

- 6.1 MTFとは …………………………… 66
- 6.2 ディジタル画像システムでのMTFの考え方 …………………………… 67
- 6.3 プリサンプリングMTFの測定方法の原理 …………………………… 68
  - 6.3.1 スリット法の原理 ___68
  - 6.3.2 エッジ法の原理 ___69
- 6.4 プリサンプリングMTFの測定法 …………………………… 69
  - 6.4.1 使用機器と使用器具 ___69

  6.4.2　ディジタル特性曲線 ____ 70
  6.4.3　スリット法によるプリサンプリングMTF ____ 71
  6.4.4　スリット法により求めたプリサンプリングMTF ____ 72
  6.4.5　エッジ法によるプリサンプリングMTF ____ 73
  6.4.6　エッジ法により求めたプリサンプリングMTF ____ 75
  6.4.7　エッジ法とスリット法により求めたプリサンプリングMTFの比較 ____ 76
 コラム1 ____ 78
 コラム2 ____ 80
演習問題 ……………………………………………………………… 82

第7章　画像の解像特性—解析の実例

 7.1　ディジタルマンモグラフィのプリサンプリングMTFの測定 ……………………………………………………………… 86
  7.1.1　照射線量（空気カーマ値）の測定 ____ 86
 7.2　ディジタル特性曲線の測定と計算 …………………………… 86
 7.3　プリサンプリングMTFの測定と計算 ………………………… 87
  7.3.1　エッジ法で使用するテスト用被検体 ____ 87
  7.3.2　エッジ法によるプリサンプリングMTFの測定と計算 ____ 87
 演習問題 …………………………………………………………… 90

第8章　画像のノイズ特性—解析の原理と方法

 8.1　粒状性（雑音特性） ……………………………………………… 92
 8.2　RMS粒状度 ………………………………………………………… 93
 8.3　自己相関関数 ……………………………………………………… 94
 8.4　ウィナースペクトル ……………………………………………… 95
 8.5　ディジタル画像システムでのノイズ特性の考え方 ……… 96
 演習問題 …………………………………………………………… 98

第9章　画像のノイズ特性—解析の実例

 9.1　2次元ウィナースペクトルの断面と投影 …………………… 100
 9.2　仮想スリット法によるウィナースペクトルの測定 ……… 101
  9.2.1　トレンド除去処理を行わない場合と行う場合のWSの求め方 ____ 103
 9.3　2次元高速フーリエ変換法によるWSの計算（IECの計算法） ……………………………………………………………… 104
 9.4　1次元仮想スリット法と2次元FFT法により求めたWSの比較 ……………………………………………………………… 105
 9.5　各種ディジタルマンモグラフィシステムのWSの比較 …… 106
 演習問題 …………………………………………………………… 108

第10章　画像処理と画像特性

10.1　階調処理と画像特性 ……………………………………………… 112
10.1.1　階調処理とコントラスト ____112
10.1.2　階調処理と解像特性 ____114
10.1.3　階調処理とノイズ特性 ____114

10.2　鮮鋭化処理と画像特性 …………………………………………… 115
10.2.1　鮮鋭化処理とコントラスト ____115
10.2.2　鮮鋭化処理と解像特性 ____116
10.2.3　鮮鋭化処理とノイズ特性 ____118

演習問題 …………………………………………………………………… 120

第11章　画像の信号対雑音比（SNR）に基づく総合評価 ―NEQ，DQE

11.1　NEQとは，DQEとは ……………………………………………… 122
11.1.1　信号対雑音比に基づく画質評価 ____122
11.1.2　NEQとDQEの定義（その1）____122
11.1.3　NEQとDQEの定義（その2）____122

11.2　NEQとDQEの基礎 ………………………………………………… 123
11.2.1　NEQとDQEの基礎（その1）____123
11.2.2　NEQとDQEの基礎（その2）____124

11.3　NEQとDQEの特徴 ………………………………………………… 126

11.4　ディジタル系のNEQとDQEの測定方法 ……………………… 127
11.4.1　ディジタル系のNEQとDQEの測定方法の概要 ____127
11.4.2　入射X線フォトン数の求め方（X線スペクトルから計算する手法）____128
11.4.3　入射X線フォトン数の求め方（文献値を用いる手法）____129

11.5　NEQおよびDQEの測定結果の例 ………………………………… 130

11.6　ディジタルDQEの限界 …………………………………………… 131
11.6.1　SNRに基づく評価尺度の限界 ____131
11.6.2　ディジタルDQEでは表せない特性（鮮鋭性と粒状性のバランス）____131
11.6.3　ディジタルDQEでは表せない特性（その他の画質因子）____131
11.6.4　DQEでは表せない特性（臨床的な観点からの画質）____132

11.7　ディジタルDQE測定方法に関する国際規格 …………………… 132
11.7.1　IEC 62220-1シリーズ規格 ____132
11.7.2　IEC 62220-1シリーズのDQE測定方法 ____133

演習問題 …………………………………………………………………… 134

第12章　画像の主観評価―画像の視覚評価

12.1　視覚系の情報処理 …………………………………………………… 136

  12.1.1　眼球（光学結像）＿＿136
  12.1.2　網膜（信号形成）＿＿136
  12.1.3　視神経・視索・外側膝状体・視放線（信号伝達）＿＿136
  12.1.4　大脳（信号処理）＿＿136
 12.2　視覚の特性 ……………………………………………………… 137
  12.2.1　明るさに対する感覚＿＿137
  12.2.2　周波数特性＿＿138
  12.2.3　マッハ効果＿＿139
 12.3　心理学的測定法 ………………………………………………… 139
  12.3.1　精神物理学的測定法＿＿139
  12.3.2　尺度構成法＿＿140
 12.4　よく利用される視覚評価法 …………………………………… 141
  12.4.1　ハウレットチャート法＿＿141
  12.4.2　C-Dダイヤグラム＿＿143
  12.4.3　強制選択（AFC）法＿＿145
  12.4.4　一対比較法＿＿145
 12.5　視覚評価結果の変動 …………………………………………… 148
 演習問題 ……………………………………………………………… 150

第13章　画像の主観評価—信号検出理論

 13.1　視覚評価への信号検出理論の応用 …………………………… 152
 13.2　統計的決定理論 ………………………………………………… 152
  13.2.1　刺激-反応行列＿＿152
  13.2.2　信号有無の判断のための最適な決定則＿＿153
 13.3　理想的観察者 …………………………………………………… 154
 演習問題 ……………………………………………………………… 155

第14章　画像の主観評価—ROC解析

 14.1　ROC曲線 ………………………………………………………… 158
  14.1.1　ROC曲線とは＿＿158
  14.1.2　ROC曲線の形状＿＿159
  14.1.3　ROC曲線の単一指標＿＿161
 14.2　観察実験の方法 ………………………………………………… 163
  14.2.1　評定確信度法＿＿163
  14.2.2　連続確信度法＿＿164
 14.3　観察実験の流れ ………………………………………………… 164
  14.3.1　画像試料の準備＿＿164
  14.3.2　観察実験＿＿166
 14.4　平均ROC曲線と統計的有意差検定 …………………………… 167
  14.4.1　平均ROC曲線＿＿167

        14.4.2　統計的有意差検定法 ____ 167
   14.5　LROC 解析・FROC 解析 ················ 170
        14.5.1　LROC 解析 ____ 170
        14.5.2　FROC 解析 ____ 171
   演習問題 ···················· 174

演習問題　解説・解答 ···················· 175

参考文献 ···················· 189

索　引 ···················· 193

第 1 章
X 線画像の生成

　本章では，医用画像の画質評価に関する理論や方法の解説に先立って，医用 X 線画像が生成される過程を整理し，その概要を述べる．X 線画像は，X 線管から照射された X 線が被検体である患者を透過して受像系に到達し形成される．生体内部の情報が，X 線の強度分布という形で運び出され，蛍光や電荷の強度へと伝達されて可視化されるので，その画質は，X 線の線質，X 線と被検体との相互作用，そして画像伝達の過程でさまざまな影響を受ける．したがって，画質を評価する際は，これらを総合的に考慮する必要がある．

1.1 X線の発生

図 **1.1** に示すように，回転陽極型 X 線管の陰極フィラメントから発生した熱電子が，回転陽極と陰極の間に加えられた X 線管電圧に加速されて回転陽極の実焦点となる**ターゲット**（target）部分に衝突し，ターゲット物質中のタングステン（W）またはモリブデン（Mo）原子などと相互作用して運動エネルギーを失う．そのエネルギーの一部が陽極のターゲット部から電磁波として放出される．この電磁波のうち，振動数〔/s〕が約 10^{18}/s 以上が X 線である．X 線は電磁波として，干渉，回折，偏光などの波動性と**光（量）子**（photon）として，一個一個の運動量を持った粒子として扱える粒子性の 2 つの特性を示す．これを X 線の**二重性**（duality）という．

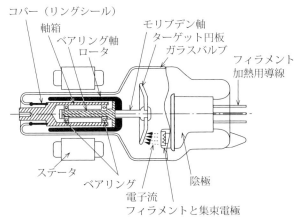

図 1.1　X 線管（回転陽極型）構造の概観[1]

1.2 X線スペクトル

図 **1.2** の (a) は，W ターゲットから発生した X 線光子のエネルギーを横軸にとったときの X 線スペクトル（光子数スペクトル）を，(b) は，Mo ターゲットから発生した X 線スペクトルを，それぞれ示す．X 線スペクトルには，**特性 X 線**（characteristic X-ray）と**連続 X 線**（continuous X-ray）がある．特性 X 線は陽極のターゲット物質に固有の**線スペクトル**（line spectrum）の呼称で，連続 X 線は X 線管電圧のピーク電圧に相当する光子エネルギーまで連続的に現れるエネルギーをもつ制動 X 線の呼称である．この 2 種類の X 線は，入射した熱電子と陽極のターゲット物質中での相互作用の違いで発生する．

1.3 X線の減弱

X 線管の陽極ターゲットから発生した X 線スペクトルは，図 **1.3** に示すように，X 線管を構成する物質，フィルタ，空気，被検体（患者）などと相互作用（光電効果，コヒーレント散乱，コンプトン散乱など）して，図 **1.4** に示すように低エネルギー成分が吸収され，減弱しながら高エネルギー成分だけが透過

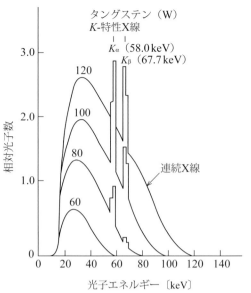
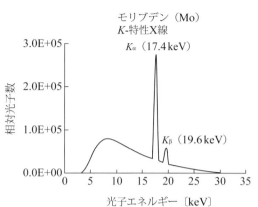

図 1.2 (a) 管電圧 60, 80, 100, 120 kV のときに，W ターゲットから発生する X 線スペクトル [1]

図 1.2 (b) 管電圧 30 kV のときに，Mo ターゲットから発生する X 線スペクトル [2]

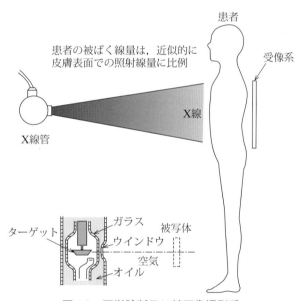

図 1.3 医学診断用 X 線画像撮影系

（ビームハードニング：beam hardening）して受像系に入射し，画像を形成して記録される．この被検体（患者）に吸収された低エネルギー成分が患者の**被ばく線量**（patient dose）となる．

　診断用 X 線の相互作用では，特に光電効果とコンプトン散乱が重要となる．光電効果は，物質に入射した光子のエネルギーがすべて物質原子の軌道電子に与えられ，その軌道電子を電離する現象である．コンプトン散乱は，入射光子のエネルギーの一部を軌道電子に与え，その軌道電子を電離させ反跳電子（recoil

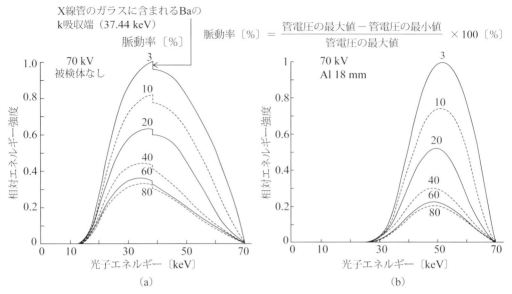

図 1.4 被検体透過前（a）と透過後（b）のX線スペクトル（管電圧 70 kV, 被検体 Al 18 mm）

electron）として放出し，残りのエネルギーを持って散乱光子（scattered photon）が飛び出す現象である．

1.4 画像の形成

　　画像を形成して記録する受像系として，従来は，**図 1.5** に示すような**増感紙-フィルム系**（screen-film system）を使用していたが，近年のディジタル化の進展とともに**図 1.6** に示すような**イメージングプレート**（imaging plate：IP）や**図 1.7** に示すような**フラットパネルディテクタ**（flat-panel detector：FPD）を使用するようになってきた．増感紙-フィルム系では，被検体の厚さの差 ΔT で減弱した X 線像を増感紙で蛍光に変換，増幅（増幅率：g）し，フィルムが感光（**特性曲線の傾き** gradient：G）して，X 線写真の濃度差（**コントラスト：contrast**）$\Delta D = Gg\Delta T$ として被検体（患者）の X 線画像を形成する（図 1.5 参照）．図 1.6 の IP では減弱した X 線像を輝尽性蛍光体 $BaFX:Eu^{2+}$（$X = Cl$, Br, I）の中に電荷の潜像として保存する．次に，レーザービームで IP を 2 次元スキャンして，輝尽性発光した蛍光を集光ガイドで集光し，光電子増倍管でアナログの電気信号に変換して取り出す．さらに，対数増幅器で対数変換した後，A/D 変換器でアナログ信号をディジタル信号に変換してコンピュータに入力して，2 次元画像を形成する．図 1.7 の FPD には，図（a）の**間接型**（indirect type）と図（b）の**直接型**（direct type）がある．図（a）の間接型 FPD では被検体を透過した X 線の強弱をシンチレータで光の強弱に変換する．シンチレータは，CsI や $Gd_2O_2S:Tb$ などを使用している．そのすぐ下にピクセルごとに分割されたフォトダイオードの 2 次元アレイを密着させ，光信号を電荷の信号に変換する．これらの電荷信号は，α-Si（アモルファス-シリコン）による**薄膜トランジスタ**（thin film transistor：**TFT**）がゲート信号の去来に応じて信号ラインに電流信号として流され，A/D 変換器を通して符号化されたディジタル信号

として出力し，コンピュータに入力して，2次元画像を形成する．図 (b) の直接型 FPD は，X線の強弱を約 10 kV の電圧を加えられた α-Se（アモルファス-セレン）半導体で，電子と正孔の負と正の電荷の信号に直接変換される．図の下方に各電荷収集による信号の**線像分布関数**（line spread function：LSF）の違いを示した．図 (a) の間接型 FPD では光の拡散により空間分解能が悪くなり，**変調伝達関数**（modulation transfer function：MTF）が悪くなる．一方，図 (b) の直接型 FPD では高電圧の印加により電荷が真直ぐに収集されて LSF が鋭く立ち上がり，MTF も良くなる．

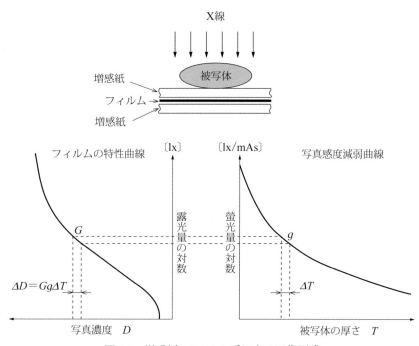

図 1.5　増感紙-フィルム系による画像形成

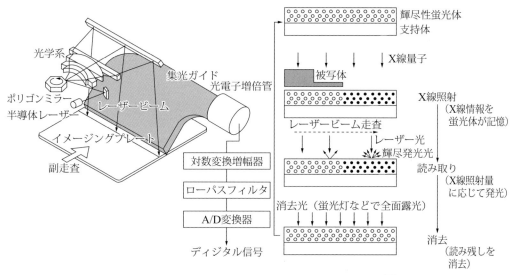

図 1.6　イメージングプレート（IP）による画像形成 [2]

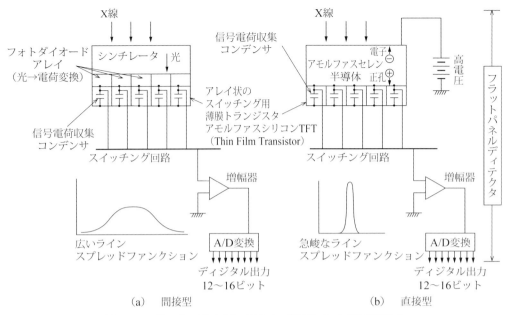

図 1.7 フラットパネルディテクタ（FPD）による画像形成

1.5 画質への影響

　1.1 節から 1.4 節に述べた画像生成の各過程が，形成された画像の画質にどのような影響を及ぼすかを説明する．

　1.1 節の X 線の発生では，X 線管の実焦点が点ではなく，ある大きさをもっているので，焦点の大きさによる幾何学的不鋭（ボケ）が発生し，画像の鮮鋭度が悪くなる．また，陽極のターゲットから発生する X 線の強度分布が，**ヒール効果**（heel effect）のために不均一になり，画像面の場所によって X 線光子の統計的なばらつきが発生し，粒状性が悪くなる．

　ここで，幾何学的不鋭とは，X 線管焦点がある大きさを持つことに起因して生じるボケのことをいう．図 **1.8** に示すように，幾何学的不鋭 H は，$H = (M-1)F$ で求められる．

　M は画像の拡大率で $\frac{a+b}{a}$ で表されることから，$H = \frac{b}{a}F$ で求めることもできる．

　また，ヒール効果とは，焦点がターゲット角度を持つことによって焦点自体での X 線減弱に差が出ることが原因で，X 線強度に方向依存性が生じる現象をいう．図 **1.9** に示すように，X 線強度は陰極側の方が大きくなる．

　1.2 節の X 線スペクトルでは，使用するターゲットとフィルタの組合せや管電圧，管電流，撮影時間などの撮影条件で，発生する X 線スペクトルのエネルギー分布が変わるので，被検体での減弱特性が変化する．

　1.3 節の X 線の減弱では，被検体が厚くなると散乱 X 線が発生し，図 **1.10** に示すように，一次 X 線 P（点線）以外にも，一次 X 線 P とは異なるエネルギー分布をもつさまざまな入射角度の散乱 X 線 S（実線 = (S + P) − P（点線））が

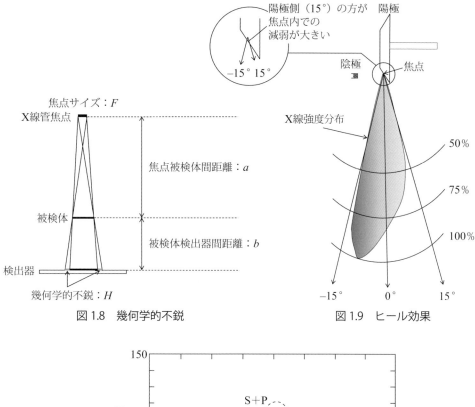

図 1.8　幾何学的不鋭　　　　　　図 1.9　ヒール効果

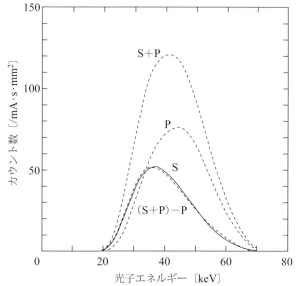

図 1.10　1 次 X 線スペクトル（P）と散乱 X 線スペクトル（S）

被写体内で発生するため，受像系に入射する X 線スペクトルのエネルギー分布が S＋P（点線）に変化し，画像のコントラストを著しく低下させる．そのため，グリッドなどで散乱 X 線を除去することが必要になる．また，X 線管，被検体，受像系の幾何学的位置関係や被検体の動きにより幾何学的不鋭が発生し，画像の鮮鋭度が悪くなる．この効果を**図 1.11** に示す．図 1.11 は，被写体からの散乱 X 線が被写体中の微細構造（ここでは非常に小さい空洞を例にとっている）に与える影響をモデル的に示したもので，被写体の厚さとグリッドの有無で散乱 X 線の影響が変化し，X 線の強度分布が変化する．

1.4 節の画像の形成では，使用する受像系の特性により画像の画質が影響される．

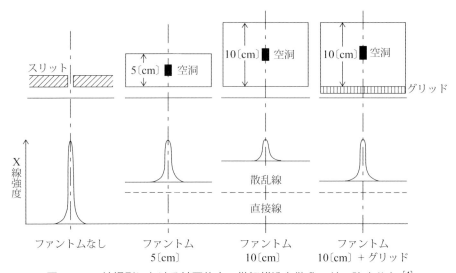

図 1.11　X線撮影における被写体中の微細構造と散乱X線の強度分布 [4]

演習問題

問題1 X線画像の形成に関して正しいものはどれか.
1. 画像のコントラストは撮影時のX線エネルギーに依存しない.
2. 大焦点のX線管を使った場合,幾何学的半影は大きくなる.
3. 被検体と検出器の距離が離れると,幾何学的半影は小さくなる.
4. 散乱X線によって,画像のコントラストが向上する.
5. X線管焦点−被検体間距離を離せばヒール効果は大きくなる.

問題2 次の文の中で正しいのはどれか.
1. タングステン（W）焦点のX線管で管電圧50 kVでX線を照射させた場合,$K\alpha$-特性X線が発生する.
2. X線管電圧の脈動率が小さいほど平均X線エネルギーは高くなる.
3. 低エネルギーX線でX線撮影すると被検者の被ばくが減る.
4. 間接変換型FPDにはアモルファスセレン半導体が用いられる.
5. CR（computed radiography）のIP（imaging plate）にはCsIが用いられている.

第 2 章
畳み込み積分

　第 1 章で述べたように，医用 X 線画像は，患者を透過した X 線強度画像がさまざまな形で伝達され可視化されている．本章では，ある伝達系への入力された画像とその出力画像との関係を数学的に理解するために必要な畳み込み積分について解説する．この理論は，空間や時間における伝達の特性を理解する上で非常に重要である．

2.1 畳み込み積分 [1, 2]

2つの関数 $f(x)$ と $g(x)$ との**畳み込み積分**（convolution integral）は，$f(x) * g(x)$ と書いて

$$f(x) * g(x) = \int_{-\infty}^{\infty} f(x')g(x - x')dx' \tag{2.1}$$

と定義される．この畳み込み積分の意味を，**図 2.1** を使って説明する．図 2.1 (a) のような2つの関数 $f(x)$ と $g(x)$ があったとする．$x = 0$ で $g(x)$ がピークになっていて，高さを1とする．まず，図 2.1 (b) に示すように，1つの点 x' での $f(x)$ の値は $f(x')$ である．次に，$g(x)$ を x' だけ右にずらすと $g(x - x')$ になり，ピークが $x = x'$ の点にくる．このピーク値が $f(x')$ になるように $g(x - x')$ の関数全体を縦に引き伸ばすと点線のような関数になる．この点線の関数が $f(x')g(x - x')$ で表される．$f(x')$ の値が $x = x'$ の点以外の近傍にまで影響を及ぼす場合には，この $f(x')$ の値が点線のように広がる．一般には，$x = x'$ の点から遠い点ほどその影響は少ない．$x = x_0$ でのこの影響の大きさは $f(x')g(x_0 - x')$ である．図 2.1 (c) に示すように，x' を $-\infty$ から ∞ まで移動させて，多くの点線をつくり，この点線の x_0 での値を加え合わせると，$x = x_0$ でのこの影響の大きさの総和 $[f(x) * g(x)]_{x=x_0}$ が求まる．いま，x' が連続変数であるから，総和は積分 $\int dx'$ に変わって，

$$[f(x) * g(x)]_{x=x_0} = \int_{-\infty}^{\infty} f(x')g(x_0 - x')dx' \tag{2.2}$$

と書ける．点 x_0 を $-\infty$ から ∞ まで少しずつ変えて，この積分を何回も計算すると，新しい関数 $f(x) * g(x)$ ができる．これが，畳み込み積分の式 (2.1) の意味である．図 2.1 (d) に示すように，元の関数 $f(x)$ よりも広がった関数になる．

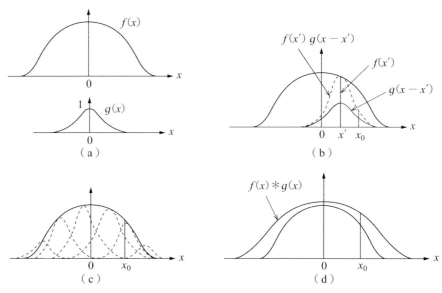

図 2.1　畳み込み積分の式 (2.1) の意味

2つの関数の畳み込み積分式（2.1）の理解を今一歩進めるために，**図2.2**を用いて説明する．まず，図（a），（b）に畳み込み積分をする関数$f(x')$と$h(x')$を示す．$h(x')$は面積が1になるように正規化された線広がり関数（LSF）とする．畳み込み積分をした後の出力関数を$g(x)$として太線で図（a）内に重ね描きしているが，$f(x')$と$h(x')$を畳み込み積分することによってボカされ滑らかになっている．

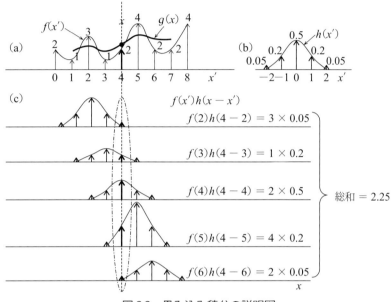

図2.2　畳み込み積分の説明図

実際には，$f(x')$のすべての点x'において入力された信号が$h(x')$のように広がり出力画像のx軸上に出力されるが，この図では見やすさを優先するために離散的に描いた．

さて，ここで，出力座標$x=4$における出力値$g(4)$を考える．出力値は図（a）x'軸の網掛けの範囲$2 \leq x' \leq 6$からボケの影響を受ける．図（c）には，$x'=2, 3, 4, 5, 6$の出力信号を示す．一点鎖線の楕円で囲んである$x=4$の5点からの出力値は，$f(x')h(x-x')$の総和で求めることができる．つまり，$f(x')$と$h(x')$の畳み込み積分は，$f(x')$と$h(x')$を左右反転した$h(-x')$とを出力中心位置x（この例の場合は$x=4$）で重ね合わせてかけ算し総和を求めることによって行われ，その中心位置をずらしながら計算を繰り返していけばよいことになる．

なお，畳み込み積分は，以下のような性質を持つ．

交換律：$f(x) * h(x) = h(x) * f(x)$
結合律：$(f(x) * h(x)) * m(x) = f(x) * (h(x) * m(x))$
分配律：$f(x) * (h(x) + m(x)) = f(x) * h(x) + f(x) * m(x)$
スカラー倍：$A(f(x) * h(x)) = Af(x) * h(x) = f(x) * Ah(x)$
　　　ただし，Aは任意の実数または複素数

いま，X線源による像を考えよう．X線源が点線源や線線源である場合，後述するデルタ関数$\delta(x)$が用いられる．**図2.3**に示すように，X線を非常に幅の狭

いスリットを通してフィルムに感光させると，線源の明るさは $\delta(x)$ であるが，フィルム乳剤中の光量分布はもはや $\delta(x)$ ではなく，ある広がりをもった $h(x)$ となる．この $h(x)$ を**インパルスレスポンス**（impulse response）という．線源が広がりをもった $f(x)$ であるときのフィルム乳剤中の光量分布を $g(x)$ で表し，$f(x)$ を入力，$g(x)$ を出力と呼んで，フィルムをシステムということにして，**図 2.4** のように表す．このシステムの出力応答は，前述した畳み込み積分を用いて，式(2.3) で示すことができる．

$$g(x) = f(x) * h(x) = \int_{-\infty}^{\infty} f(x')h(x-x')dx' \tag{2.3}$$

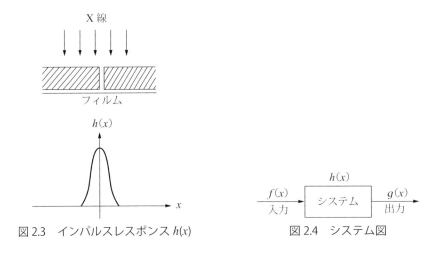

図 2.3　インパルスレスポンス $h(x)$　　　図 2.4　システム図

2 次元の場合には，変数 x, y を用いて同じ形の式（2.4）で表すことができる．

$$g(x,y) = f(x,y) * r(x,y) = \iint_{-\infty}^{\infty} f(x',y')r(x-x', y-y')dx'dy' \tag{2.4}$$

ここで，$r(x,y)$ は 1 次元のインパルスレスポンス $h(x)$ を 2 次元に拡張したものである．

2.1.1　インパルス関数

X 線源が点線源や線線源である場合，デルタ関数 $\delta(x)$ が用いられると述べたが，これは**インパルス関数**（impulse function）ともいわれ，

$$\delta(x) = \begin{cases} \infty & (x = 0) \\ 0 & (x \neq 0) \end{cases} \tag{2.5}$$

で，しかも

$$\int_{-\infty}^{\infty} \delta(x)\varphi(x)dx = \varphi(0) \tag{2.6}$$

で定義される．この関数は原点にパルスとして存在し，その積分が $\varphi(0) = 1$ となる分布である．これは，物理的には点または線の強度を 1 に正規化したものである．この定義は 2 次元にも拡張できる．点線源や線線源が**ピンホール**（pinhole）や**スリット**（slit）を通して結像し，そのボケた像を**点像分布関数**

PSF(point spread function)または**線像分布関数 LSF**(line spread function)という.それぞれ $r(x,y)$, $h(x)$ とすると,出力も同時に正規化して

$$\iint_{-\infty}^{\infty} r(x,y)dxdy = 1 \tag{2.7}$$

$$\int_{-\infty}^{\infty} h(x)dx = 1 \tag{2.8}$$

とする.

2次元の畳み込み積分の式(2.4)において入力の分布が y 軸の方向で一定,すなわち $f(x',y')$ を $f(x')$ と書ける場合,

$$\int_{-\infty}^{\infty} r(x-x', y-y')dy' = h(x-x') \tag{2.9}$$

と置き換えられるので,式(2.3)の形が得られる.このことは入力が2次元であっても1次元の構造をもっているときは像も1次元構造でよく,ボケとしても1次元の $h(x)$ を用いればよいことを示している.**図 2.5** は点像分布関数と線像分布関数の関係を示している.$h(x)$ は $r(x,y)$ の断面 $r(x,0)$ ではなく,点像を y 軸に平行な面で切断したとき,その断面積が線像の高さになっていることを意味している.

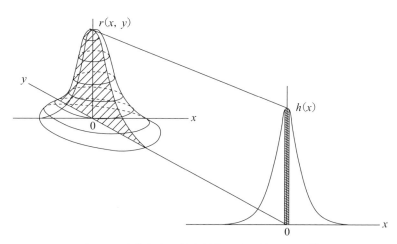

図 2.5 点像分布関数と線像分布関数の関係 [1]

X線管焦点の点像あるいは線像強度分布という場合は,光学の本来の点像,線像と異なり,薄い鉛板に細工した点状の穴(ピンホール)あるいは線状の間隔(スリット)を通して得た強度分布をもっている.これらのX線強度分布は写真濃度として観察されることが多い.そこで,点像濃度分布をミクロフォトメータ(マイクロデンシトメータ)のスリットで積分して,x 軸,y 軸の直角2方向の線像濃度分布をとり出す方法と,鉛スリットで直接 x 軸,y 軸2方向のX線量を積分し線像濃度分布をミクロフォトメータで得る方法とある.いずれもX線フィルムの特性曲線によってX線強度分布に変換することは同じである.これは,次の積分において $r(x,y)$ を点像濃度分布として積分するか,点像強度分布として積分するかの違いである.

$$\int_{-\infty}^{\infty} r(x,y)dy = h_1(x) \tag{2.10}$$

$$\int_{-\infty}^{\infty} r(x,y)dx = h_2(y) \tag{2.11}$$

当然,非線形である濃度分布の積分は理論的に誤差を伴う.後者の点像強度分布として処理するのが正しい結果を得る方法である.

2.1.2 単位ステップ関数の像

線形系の解析で特に興味ある関数として**単位ステップ関数**(unit step function)$u(x)$がある.これは式(2.12)に示すように,xが正の範囲で 1,その他の範囲で 0 である関数として定義される.画像で白は 1,黒は 0 の分布を意味している.

$$u(x) = \begin{cases} 1 & (x \geq 0) \\ 0 & (x < 0) \end{cases} \tag{2.12}$$

一方,単位ステップ関数 $u(x)$ はデルタ関数 $\delta(x)$ の積分としても定義される.

$$u(x) = \int_{-\infty}^{x} \delta(x)dx \tag{2.13}$$

すなわち,単位ステップ関数 $u(x)$ の 1 次微分がデルタ関数 $\delta(x)$ になる.

$$\frac{du(x)}{dx} = \delta(x) \tag{2.14}$$

単位ステップ関数 $u(x)$ の像を $e(x)$ とすると,

$$e(x) = \int_{-\infty}^{\infty} u(x')h(x-x')dx' = \int_{0}^{\infty} h(x-x')dx' \tag{2.15}$$

となる.$X = x - x'$ の変数変換によって

$$e(x) = \int_{-\infty}^{x} h(X)dX \tag{2.16}$$

となる.**図 2.6** に以上の関係を示す.式(2.16)は図の斜線の面積が $e(x)$ の高さに相当することを意味している.式(2.14)と同様に考えて

$$h(x) = \frac{de(x)}{dx} \tag{2.17}$$

の計算によって線像分布関数 LSF が求められる.デルタ関数 $\delta(x)$ の線線源はできないが,**ナイフエッジ**(knife edge)による単位ステップ関数 $u(x)$ の像の実験は容易である.このエッジのボケた像**エッジ分布関数 ESF**(edge spread function)を用いて,**変調伝達関数 MTF**(modulation transfer function)を求めるエッジ法を 6.3.2 項で述べる.

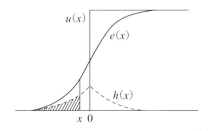

図 2.6 単位ステップ関数の像の関係[1]

2.1.3 スリット関数の像

図 **2.7** に示すように,幅 $2d$ の**スリット関数**(slit function)は単位ステップ関数 $u(x+d)$ と $-u(x-d)$ の和として表すことができる.したがって,その像も

$$s(x) = e(x+d) - e(x-d) \tag{2.18}$$

で表される.式(2.16)から

$$s(x) = \int_{-\infty}^{x+d} h(x)dx - \int_{-\infty}^{x-d} h(x)dx = \int_{x-d}^{x+d} h(x)dx \tag{2.19}$$

となる.図 2.7 はこの関係を明らかにしている.x の位置におけるスリット像は $x-d$ と $x+d$ の間にある線像強度分布 $s(x)$ の面積によってその高さが与えられる.したがって,スリット像の幅はスリット幅とボケ幅との和になることもわかる.このスリットのボケ像 $s(x)$ を用いて,MTF を求めるスリット法を 6.3.1 項で述べる.

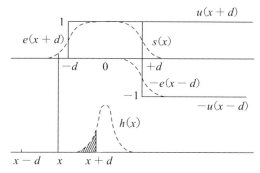

図 2.7 スリット関数の像の関係 [1]

演習問題

問題 1 線形システムに入力された 1 次元ディジタル信号 $f(x)$ と LSF $h(x)$ とを畳み込み積分して得られる出力関数 $g(x)$ はどれか.

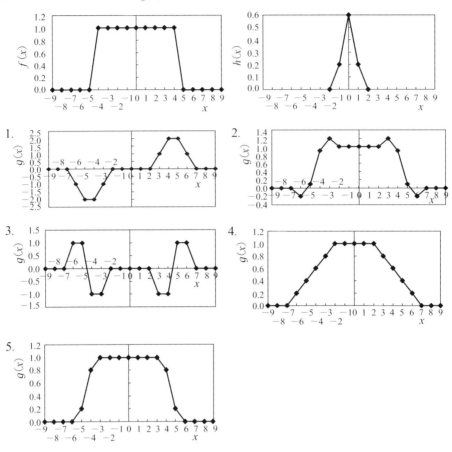

問題 2 下記のような 2 つの関数 $f(x)$ と $g(x)$ の畳み込み積分の結果で正しいのはどれか.
ただし，処理後の関数の両端の値は 0 になるものとする.

$f(x)$	25	20	45	130	20	18
$g(x)$	−1	0	1			
1. 0	20	110	−25	−112	0	
2. 0	70	150	65	148	0	
3. 0	−20	−110	25	112	0	
4. 0	−20	−45	−130	−20	0	
5. 0	90	195	195	168	0	

問題 3 2次元の関数 $f(x,y)$ と $h(x,y)$ の畳み込み積分の式で正しいのはどれか．2つ選べ．

1. $\int_{-\infty}^{\infty}\int_{-\infty}^{\infty} f(x',y')h(x'-x,y'-y)dx'dy'$
2. $\int_{-\infty}^{\infty}\int_{-\infty}^{\infty} f(x',y')h(x'+x,y'+y)dx'dy'$
3. $\int_{-\infty}^{\infty}\int_{-\infty}^{\infty} f(x',y')h(x-x',y-y')dx'dy'$
4. $\int_{-\infty}^{\infty}\int_{-\infty}^{\infty} f(x-x',y-y')h(x',y')dx'dy'$
5. $\int_{-\infty}^{\infty}\int_{-\infty}^{\infty} f(x+x',y+y')h(x',y')dx'dy'$

問題 4 次のうち正しいのはどれか．

1. δ 関数 $\delta(x)$ は，$\delta(1)=1$ である．
2. $\int_{-\infty}^{\infty} \delta(x)dx = \infty$ である．
3. $\int_{-\infty}^{\infty}\int_{-\infty}^{\infty} PSF(x,y)dxdy = LSF(x)$ である．
4. 単位ステップ関数は δ 関数の微分で定義される．
5. エッジ広がり関数 ESF を微分すると線広がり関数 LSF になる．

第3章
フーリエ変換

　医用画像工学において，フーリエ変換は，画像の解像特性や粒状性を評価するために用いられる重要な変換である．フーリエ変換によって，画像に含まれる成分を空間周波数ごとに分析することが可能になり，画質をより詳細に解析できるようになる．そこで本章では，フーリエ変換の定義，基本的な性質，その応用例について詳しく解説する．

3.1　フーリエ級数とフーリエ変換 [1, 2]

　任意の関数 $f(x)$ が周期関数（図 3.1，25 頁参照）である場合，$f(x)$ はよく知られているようにフーリエ級数に展開できる．$f(x)$ の周期を L とすると

$$f(x) = \frac{a_0}{2} + \sum_{n=1}^{\infty}\left\{a_n\cos\left(2\pi n\frac{x}{L}\right) + b_n\sin\left(2\pi n\frac{x}{L}\right)\right\} \tag{3.1}$$

と展開でき，その展開係数 a_n, b_n は

$$a_n = \frac{2}{L}\int_{-\frac{L}{2}}^{\frac{L}{2}} f(x)\cos\left(2\pi n\frac{x}{L}\right)dx \tag{3.2}$$

$$b_n = \frac{2}{L}\int_{-\frac{L}{2}}^{\frac{L}{2}} f(x)\sin\left(2\pi n\frac{x}{L}\right)dx \tag{3.3}$$

と与えられる．ここで，式（3.2）を証明する．

　まず直流成分 a_0 を求めるために式（3.1）の両辺を区間 $-\frac{L}{2} \sim \frac{L}{2}$ で積分する．

$$\int_{-\frac{L}{2}}^{\frac{L}{2}} f(x)dx = \frac{a_0}{2}\int_{-\frac{L}{2}}^{\frac{L}{2}} dx + \sum_{n=1}^{\infty}\left\{a_n\int_{-\frac{L}{2}}^{\frac{L}{2}}\cos\left(2\pi n\frac{x}{L}\right)dx + b_n\int_{-\frac{L}{2}}^{\frac{L}{2}}\sin\left(2\pi n\frac{x}{L}\right)dx\right\} \tag{3.4}$$

ここで，三角関数の直交関係，

$$\int_{-\frac{L}{2}}^{\frac{L}{2}}\cos\left(2\pi n\frac{x}{L}\right)dx = \int_{-\frac{L}{2}}^{\frac{L}{2}}\sin\left(2\pi n\frac{x}{L}\right)dx = 0 \tag{3.5}$$

を用いると，

$$\int_{-\frac{L}{2}}^{\frac{L}{2}} f(x)dx = \frac{a_0 L}{2} \quad \text{となり，}$$

$$a_0 = \frac{2}{L}\int_{-\frac{L}{2}}^{\frac{L}{2}} f(x)dx \quad \text{が得られる．} \tag{3.6}$$

この式は，式（3.2）に $n = 0$ を代入して得られる式と等しい．

　次に a_n を求めるために式（3.1）の両辺に $\cos\left(2\pi m\frac{x}{L}\right)$ をかけて区間 $-\frac{L}{2} \sim \frac{L}{2}$ で積分をする．

$$\int_{-\frac{L}{2}}^{\frac{L}{2}} f(x)\cos\left(2\pi m\frac{x}{L}\right)dx = \frac{a_0}{2}\int_{-\frac{L}{2}}^{\frac{L}{2}}\cos\left(2\pi m\frac{x}{L}\right)dx$$

$$+ \sum_{n=1}^{\infty}\left\{a_n\int_{-\frac{L}{2}}^{\frac{L}{2}}\cos\left(2\pi n\frac{x}{L}\right)\cos\left(2\pi m\frac{x}{L}\right)dx + b_n\int_{-\frac{L}{2}}^{\frac{L}{2}}\sin\left(2\pi n\frac{x}{L}\right)\cos\left(2\pi m\frac{x}{L}\right)dx\right\} \tag{3.7}$$

が得られる．

　ここで，以下の三角関数の直交関係を用いると，

$$\int_{-\frac{L}{2}}^{\frac{L}{2}} \cos\left(2\pi m \frac{x}{L}\right) dx = 0$$

$$\left.\begin{aligned}\int_{-\frac{L}{2}}^{\frac{L}{2}} \cos\left(2\pi n \frac{x}{L}\right)\cos\left(2\pi m \frac{x}{L}\right) dx &= \frac{L}{2} \quad (n = m) \\ &= 0 \quad (n \neq m)\end{aligned}\right\} \quad (3.8)$$

$$\int_{-\frac{L}{2}}^{\frac{L}{2}} \sin\left(2\pi n \frac{x}{L}\right)\cos\left(2\pi m \frac{x}{L}\right) dx = 0$$

$$\int_{-\frac{L}{2}}^{\frac{L}{2}} f(x)\cos\left(2\pi m \frac{x}{L}\right) dx = a_n \frac{L}{2} \tag{3.9}$$

となる．

よって，式（3.2）$a_n = \frac{2}{L}\int_{-\frac{L}{2}}^{\frac{L}{2}} f(x)\cos\left(2\pi n \frac{x}{L}\right) dx$ が得られる．

同様にして，三角関数の直交関係

$$\left.\begin{aligned}\int_{-\frac{L}{2}}^{\frac{L}{2}} \sin\left(2\pi n \frac{x}{L}\right)\sin\left(2\pi m \frac{x}{L}\right) dx &= \frac{L}{2} \quad (n = m) \\ &= 0 \quad (n \neq m) \\ \int_{-\frac{L}{2}}^{\frac{L}{2}} \sin\left(2\pi n \frac{x}{L}\right)\cos\left(2\pi m \frac{x}{L}\right) dx &= 0\end{aligned}\right\} \quad (3.10)$$

を用いると，式（3.3）$b_n = \frac{2}{L}\int_{-\frac{L}{2}}^{\frac{L}{2}} f(x)\sin\left(2\pi n \frac{x}{L}\right) dx$ も導くことができる．

次に，式（3.1）を Eular（オイラー）の公式を用いて書き換える．

Eular（オイラー）の公式 $\exp\left(i2\pi n \frac{x}{L}\right) = \cos\left(2\pi n \frac{x}{L}\right) + i\sin\left(2\pi n \frac{x}{L}\right)$ より，

$$\cos 2\pi n \frac{x}{L} = \frac{\exp\left(i2\pi n \frac{x}{L}\right) + \exp\left(-i2\pi n \frac{x}{L}\right)}{2},$$

$$\sin 2\pi n \frac{x}{L} = \frac{\exp\left(i2\pi n \frac{x}{L}\right) - \exp\left(-i2\pi n \frac{x}{L}\right)}{2i} \tag{3.11}$$

となる．

これらを用いると式（3.1）は，

$$\begin{aligned}f(x) &= \frac{a_0}{2} + \sum_{n=1}^{\infty}\left(a_n\cos\left(2\pi n \frac{x}{L}\right) + b_n\sin\left(2\pi n \frac{x}{L}\right)\right) \\ &= \frac{a_0}{2} + \sum_{n=1}^{\infty}\left\{\frac{a_n}{2}\left(\exp\left(i2\pi n \frac{x}{L}\right) + \exp\left(-i2\pi n \frac{x}{L}\right)\right)\right. \\ &\quad \left. + \frac{b_n}{2i}\left(\exp\left(i2\pi n \frac{x}{L}\right) - \exp\left(-i2\pi n \frac{x}{L}\right)\right)\right\}\end{aligned} \tag{3.12}$$

となる．

この式を，式（3.2）の a_n と b_n を用いて表すと，

$$f(x) = \frac{a_0}{2} + \sum_{n=1}^{\infty}\frac{1}{2}(a_n - ib_n)\exp\left(i2\pi n \frac{x}{L}\right) + \sum_{n=1}^{\infty}\frac{1}{2}(a_n + ib_n)\exp\left(-i2\pi n \frac{x}{L}\right) \tag{3.13}$$

となる．

ここで，
$$c_0 = \frac{a_0}{2}, \quad c_n = \frac{1}{2}(a_n - ib_n), \quad c_{-n} = \frac{1}{2}(a_n + ib_n) \quad (n = 1, 2, 3 \cdots) \tag{3.14}$$
とおくと，
$$f(x) = c_0 + \sum_{n=1}^{\infty} c_n \exp\left(i2\pi n \frac{x}{L}\right) + \sum_{n=1}^{\infty} c_{-n} \exp\left(-i2\pi n \frac{x}{L}\right) \tag{3.15}$$
となる．

さらに，n の範囲を負に広げ $n = \cdots -2, -1, 0, 1, 2, \cdots$ とすると，
$$f(x) = \sum_{n=-\infty}^{\infty} c_n \exp\left(i2\pi n \frac{x}{L}\right) \tag{3.16}$$
と表すことができる．

これが，複素フーリエ級数展開の式である．

複素フーリエ級数の展開係数 c_n は，以下のように求めることができる．
$$c_n = \frac{1}{2}(a_n - ib_n)$$
$$= \frac{1}{2}\left(\frac{2}{L}\int_{-\frac{L}{2}}^{\frac{L}{2}} f(x) \cos\left(2\pi n \frac{x}{L}\right)dx - i\frac{2}{L}\int_{-\frac{L}{2}}^{\frac{L}{2}} f(x) \sin\left(2\pi n \frac{x}{L}\right)dx\right)$$
$$= \frac{1}{L}\int_{-\frac{L}{2}}^{\frac{L}{2}} f(x)\left(\cos\left(2\pi n \frac{x}{L}\right) - i\sin\left(2\pi n \frac{x}{L}\right)\right)dx \tag{3.17}$$

オイラーの公式を用いると，
$$= \frac{1}{L}\int_{-\frac{L}{2}}^{\frac{L}{2}} f(x) \exp\left(-i2\pi n \frac{x}{L}\right)dx \tag{3.18}$$

$$c_{-n} = \frac{1}{2}(a_n + ib_n)$$
$$= \frac{1}{2}\left(\frac{2}{L}\int_{-\frac{L}{2}}^{\frac{L}{2}} f(x) \cos\left(2\pi n \frac{x}{L}\right)dx + i\frac{2}{L}\int_{-\frac{L}{2}}^{\frac{L}{2}} f(x) \sin\left(2\pi n \frac{x}{L}\right)dx\right)$$
$$= \frac{1}{L}\int_{-\frac{L}{2}}^{\frac{L}{2}} f(x)\left(\cos\left(2\pi n \frac{x}{L}\right) + i\sin\left(2\pi n \frac{x}{L}\right)\right)dx \tag{3.19}$$

オイラーの公式を用いると，
$$= \frac{1}{L}\int_{-\frac{L}{2}}^{\frac{L}{2}} f(x) \exp\left(i2\pi n \frac{x}{L}\right)dx \tag{3.20}$$

よって，複素フーリエ級数の展開係数 c_n は，
$$c_n = \frac{1}{L}\int_{-\frac{L}{2}}^{\frac{L}{2}} f(x) \exp\left(-i2\pi n \frac{x}{L}\right)dx \quad (n = 0, \pm 1, \pm 2, \pm 3 \cdots) \tag{3.21}$$
となる．

ここで，周期 L を無限大に広げると，式（3.16）と式（3.21）をどのように変えればよいであろうか．一例として，図 3.2 に示す矩形波が 1 個だけ孤立している場合について述べる．

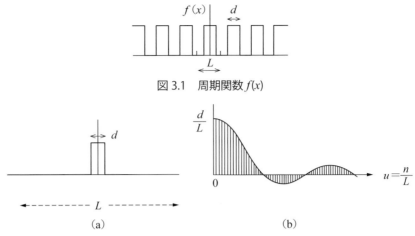

図3.1 周期関数 $f(x)$

図3.2 矩形波（a）と離散スペクトル（b）

横軸に空間周波数 $u = \dfrac{n}{L}$ をとってスペクトルを図示すると，$\dfrac{1}{L}$ の間隔で**離散的スペクトル**（discrete spectrum）が表れる．ここで，

$$L \to \infty \tag{3.22}$$

とすると，この間隔が0に近づくので，スペクトルのグラフで目が詰まってきて，結局，連続曲線になる．これを**連続スペクトル**（continuous spectrum）という．そこで

$$\frac{n}{L} \to u \tag{3.23}$$

と置き換える．また，n の番号が連続変数 u に変わると，式（3.16）で，和の記号 Σ が使えなくなり，積分記号 $\int$ に変えなければならない．すなわち

$$\sum_{n=-\infty}^{\infty} \to \int_{-\infty}^{\infty} dn \tag{3.24}$$

と変換される．また，式（3.23）の両辺とも微分をとると

$$\frac{dn}{L} \to du \tag{3.25}$$

となるので，

$$\sum_{n=-\infty}^{\infty} \to L\int_{-\infty}^{\infty} du \tag{3.26}$$

と変換される．もう1つ展開係数 c_n の添字 n も離散的であり具合が悪い．今度は連続変数 u の関数になるので，変数 u を（）の中に入れて示す．さらに，式（3.21）の右辺の $\dfrac{1}{L}$ を打ち消すように L で割って

$$c_n \to \frac{F(u)}{L} \tag{3.27}$$

とする．式（3.22）から式（3.27）の変換関係を使って，式（3.16），式（3.21）を書き換えると次のようになる．

$$f(x) = \int_{-\infty}^{\infty} F(u)\exp(2\pi i u x)\,du \tag{3.28}$$

$$F(u) = \int_{-\infty}^{\infty} f(x)\exp(-2\pi iux)dx \tag{3.29}$$

式（3.28）と式（3.29）は，指数関数の変数が＋と－になっている以外は，x と u について対称である．したがって，$F(u)$ を展開したときの係数が $f(x)$ であるともいえる．すなわち，式（3.28）は $F(u)$ をフーリエ積分またはフーリエ変換する式である．$f(x)$ と $F(u)$ は数学的には全く同等であるから，**フーリエ変換対**（Fourier transform pair）といい，次のように表す．

$$f(x) \Leftrightarrow F(u) \tag{3.30}$$

画像工学では，$f(x)$ が画像の強度の空間分布であるから主であり，$F(u)$ はその空間周波数成分であるから従である．したがって，式（3.29）の $f(x)$ から $F(u)$ を求める方を**フーリエ変換**（Fourier transform），式（3.28）の $F(u)$ から $f(x)$ を求める方を**フーリエ逆変換**（inverse Fourier transform）ということもある．

関数 $f(x)$ が実数値であっても，$F(u)$ は一般に複素数値であって

$$F(u) = R(u) + iI(u) \tag{3.31}$$

あるいは

$$F(u) = |F(u)|\exp\{i\theta(u)\} \tag{3.32}$$

のように表す．$|F(u)|$ を**フーリエスペクトル**，$\theta(u)$ を**位相角**という（**図 3.3**）．空間の関数 $f(x)$ が実数値であると，式（3.29）は

$$F(u) = \int_{-\infty}^{\infty} f(x)\{\cos(2\pi ux) - i\sin(2\pi ux)\}dx \tag{3.33}$$

となるので，式（3.31）の $R(u)$ と $I(u)$ は

$$R(u) = \int_{-\infty}^{\infty} f(x)\cos(2\pi ux)dx \tag{3.34}$$

$$I(u) = -\int_{-\infty}^{\infty} f(x)\sin(2\pi ux)dx \tag{3.35}$$

となる．ここで，関数 $f(x)$ が偶関数であると式（3.34），式（3.35）より

$$R(u) = 2\int_{0}^{\infty} f(x)\cos(2\pi ux)dx, \qquad I(u) = 0$$

であるので，フーリエ変換は式（3.31）より

$$F(u) = 2\int_{0}^{\infty} f(x)\cos(2\pi ux)dx \tag{3.36}$$

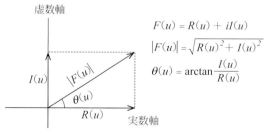

図 3.3 複素平面（ガウス平面）における，フーリエ変換の絶対値と位相角

となって実数値偶関数となる．また，関数 $f(x)$ が奇関数のときは式（3.34），式（3.35）から

$$R(u) = 0, \quad I(u) = -2\int_0^\infty f(x)\sin(2\pi ux)dx$$

であるので，フーリエ変換 $F(u)$ は式（3.31）より

$$F(u) = -i2\int_0^\infty f(x)\sin(2\pi ux)dx \tag{3.37}$$

のように，u の虚数値奇関数となる．

3.2 フーリエ変換の性質 [1, 2]

フーリエ変換対の定義式（3.28）と式（3.29）から直ちに従うフーリエ変換の性質をあげる．特にこだわらない限り $f(x)$ が実数値関数である．

3.2.1 線形性

関数 $f(x)$ を α 倍すると，式（3.28）と式（3.29）からそのフーリエ変換の式（3.30）は

$$\alpha f(x) \Leftrightarrow \alpha F(u) \tag{3.38}$$

となる．また，2つのフーリエ変換 $f(x) \Leftrightarrow F(u)$，$g(x) \Leftrightarrow G(u)$ について，その1次結合 $f(x) + g(x)$ のフーリエ変換が，それぞれのフーリエ変換の1次結合になる．すなわち

$$f(x) + g(x) \Leftrightarrow F(u) + G(u) \tag{3.39}$$

となる．式（3.38）と式（3.39）を**線形性**（linearity）という．さらに，両式をまとめると

$$\alpha f(x) + \beta g(x) \Leftrightarrow \alpha F(u) + \beta G(u) \tag{3.40}$$

と表せる．

式（3.40）の証明は以下の通りである．

$$F\{\alpha f(x) + \beta g(x)\}(u) = \int_{-\infty}^\infty [\alpha f(x) + \beta g(x)]\exp(-i2\pi ux)dx \tag{3.41}$$

$$= \alpha \int_{-\infty}^\infty f(x)\exp(-i2\pi ux)dx + \beta \int_{-\infty}^\infty g(x)\exp(-i2\pi ux)dx$$

$$= \alpha F(u) + \beta G(u) \tag{3.42}$$

3.2.2 対称性

式（3.28）と式（3.29）で，x を $-x$ と変えると

$$f(-x) = \int_{-\infty}^\infty F(u)\exp(-2\pi iux)du$$

$$F(u) = \int_{-\infty}^\infty f(-x)\exp(2\pi iux)dx$$

となる．ここで，uとxを交換して，両式を上下入れ換えると

$$F(x) = \int_{-\infty}^{\infty} f(-u)\exp(2\pi iux)du$$

$$f(-u) = \int_{-\infty}^{\infty} F(x)\exp(-2\pi iux)dx$$

となる．$F(x)$と$f(-u)$は式（3.28）と式（3.29）の$f(x)$と$F(u)$に対応するので，そのフーリエ変換式（3.30）に対応して

$$F(x) \Leftrightarrow f(-u) \tag{3.43}$$

と表せる．また同様に，式（3.28）と式（3.29）でuを$-u$と変えて，uとxを交換すると

$$F(-x) \Leftrightarrow f(u) \tag{3.44}$$

となる．この式（3.43）と式（3.44）の関係を**対称性**（symmetry）という．

3.2.3 関数$f(x)$の平行移動

図3.4（a）に示すように，関数$f(x)$をx軸のマイナス側にaだけ平行移動した関数$f(x+a)$のフーリエ変換は$x+a=y$とおくと

$$\int_{-\infty}^{\infty} f(x+a)\exp(-2\pi iux)dx = \int_{-\infty}^{\infty} f(y)\exp\{-2\pi iu(y-a)\}dy$$

$$= \exp(2\pi iua)\int_{-\infty}^{\infty} f(y)\exp(-2\pi iuy)dy$$

$$= \exp(2\pi iua)F(u)$$

であるので

$$f(x+a) \Leftrightarrow \exp(2\pi iua)F(u) \tag{3.45}$$

となる．ここで，式（3.43）を用いると

$$f(a-u) \Leftrightarrow \exp(2\pi iua)F(x) \tag{3.46}$$

とも表せる．つまり，図3.4（b）に示すように，スペクトルの絶対値$|F(u)|$は変わらないが，空間周波数uに比例して位相角$\theta(u)$が進む．すなわち，関数$f(x)$の位相角を点線bとすると，それに$2\pi ua$（曲線a）を加えて曲線cのような位相角$\theta(u)$になる．

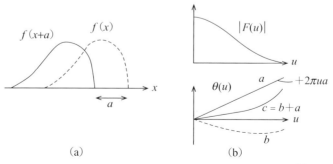

図3.4　関数$f(x)$の平行移動に伴うスペクトルの変化 [2]

3.2.4 座標の増倍

図 3.5 (a) に示すように，式 (3.28) と式 (3.29) で，x を $\alpha (> 0)$ 倍すると αx, αdx に，u を $\frac{1}{\alpha}$ 倍して $\frac{u}{\alpha}$, $\frac{1}{\alpha}du$ に変えると

$$f(\alpha x) = \int_{-\infty}^{\infty} \frac{1}{\alpha} F\left(\frac{u}{\alpha}\right) \exp(2\pi i u x) du$$

$$F\left(\frac{u}{\alpha}\right) = \int_{-\infty}^{\infty} \alpha f(\alpha x) \exp(-2\pi i u x) dx$$

となるので，$F\left(\frac{u}{\alpha}\right)$ を $\frac{1}{\alpha}$ 倍すると式 (3.30) より

$$f(\alpha x) = \frac{1}{\alpha} F\left(\frac{u}{\alpha}\right)$$

となる．また，$\alpha < 0$ のときは $\alpha = -|\alpha|$ とおくと，式 (3.28) と式 (3.29) は

$$f(-|\alpha|x) = \int_{-\infty}^{\infty} -\frac{1}{|\alpha|} F\left(-\frac{u}{|\alpha|}\right) \exp(2\pi i u x) du$$

$$F\left(-\frac{u}{|\alpha|}\right) = \int_{-\infty}^{\infty} -|\alpha| f(-|\alpha|x) \exp(-2\pi i u x) dx$$

となるので，$F\left(\frac{u}{\alpha}\right)$ を $-\frac{1}{|\alpha|}$ 倍すると式 (3.30) より

$$f(-|\alpha|x) \Leftrightarrow -\frac{1}{|\alpha|} F\left(-\frac{u}{|\alpha|}\right)$$

となる．したがって，α が正でも負でも

$$f(\alpha x) \Leftrightarrow \frac{1}{|\alpha|} F\left(\frac{u}{\alpha}\right) \tag{3.47}$$

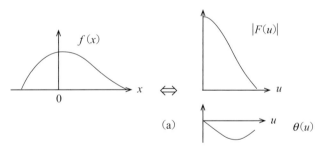

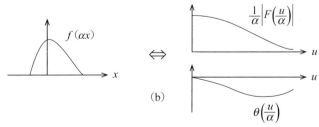

図 3.5　$f(\alpha x) \Leftrightarrow \dfrac{F\left(\frac{u}{\alpha}\right)}{\alpha}$ の例（$\alpha = 2$ とした）[2]

となる.つまり,図 3.5(b)に示すように,x を αx に変えることは,x 座標をそのままにしておけば $f(x)$ の曲線の横幅を $\frac{1}{\alpha}$ に縮めることになる.すると $F(u)$ の曲線の横幅は α 倍に拡がり,高さは $\frac{1}{\alpha}$ になる.

3.2.5 畳み込み定理

畳み込み積分の式(2.1)のフーリエ変換は

$$\int_{-\infty}^{\infty}\left\{\int_{-\infty}^{\infty}f(x-x')g(x')dx'\right\}\exp(-2\pi iux)dx$$
$$=\int_{-\infty}^{\infty}g(x')dx'\int_{-\infty}^{\infty}f(x-x')\exp(-2\pi iux)dx$$

ここで,$x-x'=\upsilon$ とおくと

$$=\int_{-\infty}^{\infty}g(x')dx'\int_{-\infty}^{\infty}f(\upsilon)\exp\{-2\pi iu(\upsilon+x')\}d\upsilon$$
$$=\int_{-\infty}^{\infty}g(x')\exp(-2\pi iux')dx'\int_{-\infty}^{\infty}f(\upsilon)\exp(-2\pi iu\upsilon)d\upsilon$$
$$=G(u)F(u)$$

となる.したがって,畳み込み積分の式(2.1)のフーリエ変換は式(3.29)より

$$f(x)*g(x)\Leftrightarrow F(u)G(u) \tag{3.48}$$

となる.**図 3.6** に示すように,空間での 2 つの関数 $f(x)$ と $g(x)$ の畳み込み積分 $f(x)*g(x)$ は,x' 点での 2 つの関数 $f(x-x')$ と $g(x')$ の積 $g(x')f(x-x')$ を x 全体にわたり積分したもので,空間周波数の関数の積 $F(u)G(u)$ に等しくなる.

また,空間周波数領域での畳み込み積分は,以下に示すように,空間での関数の積で表される.

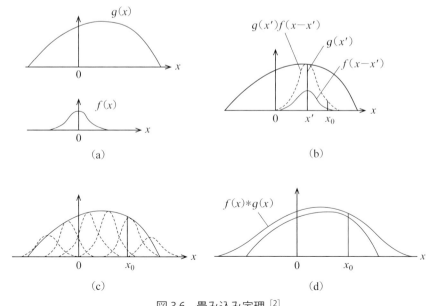

図 3.6 畳み込み定理 [2]

$$F^{-1}\{F(u) * G(u)\}(x) = \int_{-\infty}^{\infty} \left[\int_{-\infty}^{\infty} F(u')G(u-u')du' \right] \exp(i2\pi ux)du$$
$$= \int_{-\infty}^{\infty} F(u') \left[\int_{-\infty}^{\infty} G(u-u') \exp(i2\pi ux)du \right] du' \tag{3.49}$$

ここで,
$$\int_{-\infty}^{\infty} G(u-u') \exp(i2\pi ux)du = \exp(i2\pi u'x)g(x) \tag{3.50}$$

より,
$$F^{-1}\{F(u) * G(u)\}(x) = \int_{-\infty}^{\infty} F(u') \exp(i2\pi u'x)g(x)du'$$
$$= g(x)f(x) \tag{3.51}$$

また, 対称性の式 (3.44) を用いて, 以下のように導くこともできる.
$$F(-x)G(-x) \Leftrightarrow f(u) * g(u)$$

それぞれは,
$$F(-x) \Leftrightarrow f(u),\ G(-x) \Leftrightarrow g(u)$$

であるので, $F(-x)$ と $f(u)$ を $f(x)$ と $F(u)$, $G(-x)$ と $g(u)$ を $g(x)$ と $G(u)$ と書き直すと
$$f(x)g(x) \Leftrightarrow F(u) * G(u) \tag{3.52}$$

を得る.

3.2.6 パーセヴァルの定理

式 (3.52) で, 空間での積は周波数での畳み込み積分となっている.

いま, 式 (3.52) で $f(x) = g(x)$ とおくと
$$f^2(x) \Leftrightarrow F(u) * F(u)$$
$$\int_{-\infty}^{\infty} f^2(x) \exp(-2\pi iux)dx = \int_{-\infty}^{\infty} F(u-u')F(u')du'$$

となる. ここで $u = 0$ とおくと
$$\int_{-\infty}^{\infty} f^2(x)dx = \int_{-\infty}^{\infty} F(-u')F(u')du'$$

となる. 式 (3.29) より
$$F(-u) = \int_{-\infty}^{\infty} f(x) \exp(2\pi iux)dx = F^*(u)$$

となる. ここに, $F^*(u)$ は $F(u)$ の複素共役関数である.
$F(u)F^*(u) = |F(u)|^2$ より
$$\int_{-\infty}^{\infty} |f(x)|^2 dx = \int_{-\infty}^{\infty} |F(u)|^2 du \tag{3.53}$$

を得る. この関係を**パーセヴァル (Parseval) の定理**といい, 図 **3.7** のように示すことができる.

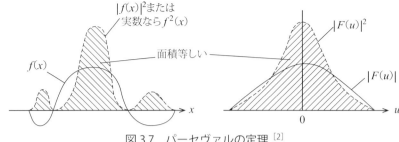

図 3.7 パーセヴァルの定理[2]

3.3 フーリエ変換の例[1, 2]

3.3.1 矩形波

矩形波 $q_L(x)$ は

$$q_L(x) = \begin{cases} 1 & \left(|x| \leqq \dfrac{L}{2}\right) \\ 0 & \left(|x| > \dfrac{L}{2}\right) \end{cases} \tag{3.54}$$

で与えられ，グラフは**図 3.8**（a）に示す．

矩形波 $q_L(x)$ は偶関数であるから，そのフーリエ変換 $Q_L(u)$ は式（3.36）より

$$Q_L(u) = 2\int_0^\infty q_L(x)\cos(2\pi ux)dx = 2\int_0^{\frac{L}{2}} \cos(2\pi ux)dx$$

$$= 2\left[\frac{\sin(2\pi ux)}{2\pi u}\right]_0^{\frac{L}{2}} = \frac{\sin(\pi uL)}{\pi u} = L\,\text{sinc}(\pi uL)$$

この関数は，sinc 関数で，図 3.8（b）に示す．

$$q_L(x) \Leftrightarrow Q_L(u) = L\,\text{sinc}(\pi uL) \tag{3.55}$$

また，対称性の式（3.44）と $Q_L(x)$ が偶関数（$Q_L(-x) = Q_L(x)$）であることから

$$L\,\text{sinc}(\pi xL) \Leftrightarrow q_L(u) \tag{3.56}$$

を得る．

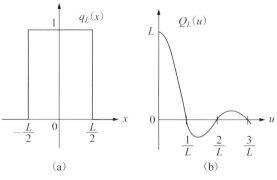

図 3.8 矩形波（a）とそのフーリエ変換（b）

3.3.2 インパルス関数

インパルス関数 $\delta(x)$ のフーリエ変換は,式(2.6)で $\varphi(x) = \exp(-2\pi iux)$ とおくと

$$\delta(u) = \int_{-\infty}^{\infty} \delta(x) \exp(-2\pi iux) dx = \varphi(0) = 1 \tag{3.57}$$

であるので

$$\delta(x) \Leftrightarrow 1 \tag{3.58}$$

となる.この関係は**図 3.9**(a)に示す.

また,対称性の式(3.44)と $\delta(x)$ が偶関数 $\delta(-x) = \delta(x)$ であることから

$$1 \Leftrightarrow \delta(u) \tag{3.59}$$

を得る.この関係は図 3.9(b)に示す.

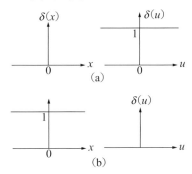

図 3.9 インパルス関数 $\delta(x)$ のフーリエ変換(a)とその対称性(b)

3.4 標本化定理 [1, 2]

標本化定理(sampling theorem)は画像工学で非常に重要な定理である.これは連続関数 $f(x)$ の値をディジタル化して,コンピュータで処理できるようにするための定理である.

[定理]

関数 $f(x)$ が**ナイキスト周波数**(Nyquist frequency)u_0 以上の空間周波数成分を含まないときには,$L = \dfrac{1}{2u_0}$ の間隔で $f(x)$ の値を標本化すれば,この標本値 $f_n = f(nL)$ ($n = 0, \pm 1, \pm 2 \cdots$)だけで $f(x)$ が定まる.

すなわち,関数 $f(x)$ のフーリエ変換 $F(u)$ が $|u| > u_0$ で 0 ならば,そのとき,$f(x)$ は $L = \dfrac{1}{2u_0}$ おきにとった標本値 $f(nL)$ ($n = 0, \pm 1, \pm 2 \cdots$)だけから完全に決定できる.これを標本化定理という.この定理を式を用いて説明すると,式(3.28)から

$$f(x) = \int_{-u_0}^{u_0} F(u) \exp(2\pi iux) du \tag{3.60}$$

であるので,標本値 $f_n = f(nL)$ は

$$f_n = f(nL) = \int_{-u_0}^{u_0} F(u)\exp(2\pi iunL)du \tag{3.61}$$

である.一方,$F(u)$ を区間 $(-u_0, u_0)$ で複素フーリエ級数の式(3.16)で展開すると

$$F(u) = \sum_{n=-\infty}^{\infty} c_n \exp(-2\pi iunL) \tag{3.62}$$

$$c_n = L\int_{-u_0}^{u_0} F(u)\exp(2\pi iunL)du \quad (n=0,\pm1,\pm2,\pm3\cdots) \tag{3.63}$$

である.式(3.61)と比較すると,$c_n = Lf_n$ である.したがって,式(3.62)は

$$F(u) = L\sum_{n=-\infty}^{\infty} f_n \exp(-2\pi iunL) \tag{3.64}$$

となる.式(3.64)を式(3.60)に代入すると

$$\begin{aligned}
f(x) &= L\sum_{n=-\infty}^{\infty} f_n \int_{-u_0}^{u_0} \exp\{2\pi iu(x-nL)\}du \\
&= L\sum_{n=-\infty}^{\infty} f_n \left[\frac{\exp\{2\pi iu(x-nL)\}}{2\pi i(x-nL)}\right]_{-u_0}^{u_0} \\
&= L\sum_{n=-\infty}^{\infty} f_n \left[\frac{\exp\{2\pi iu_0(x-nL)\} - \exp\{-2\pi iu_0(x-nL)\}}{2\pi i(x-nL)}\right] \\
&= L\sum_{n=-\infty}^{\infty} f_n \left[\frac{\sin(2\pi u_0(x-nL))}{\pi(x-nL)}\right] \\
&= \sum_{n=-\infty}^{\infty} f_n \operatorname{sinc}(2\pi u_0(x-nL)) \\
&= \sum_{n=-\infty}^{\infty} f(nL)\operatorname{sinc}(2\pi u_0(x-nL)) \tag{3.65}
\end{aligned}$$

となる.ここで出てくる $n=0$ の sinc 関数のグラフを図 3.10(a)に示す.式(3.65)の関係から,図 3.10(b)に示すように,関数 $f(x)$ は,他の標本値 $f(nL)$ にも同じ形の sinc 関数が掛かり,自分自身の標本値には 1 が,他の標本値には 0 が掛かる.標本値と標本値の間の値は多くの sinc 関数の和になるので,標本値が決まれば,一義的に決まる.

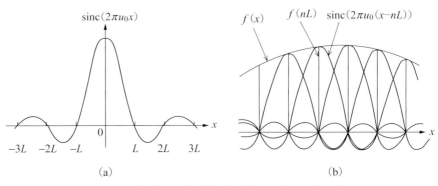

図 3.10 標本化関数(a)と関数 $f(x)$ との関係(b)

演習問題

問題 1 次の正方画像をフーリエ変換して得られるスペクトルの実部はどれか．ただし，この画像は画像中心の座標が (0, 0) の偶関数で，画素値は白が 1，黒が 0 である．
また，選択肢のスペクトルは中心の空間周波数が 0 cycles/mm である．

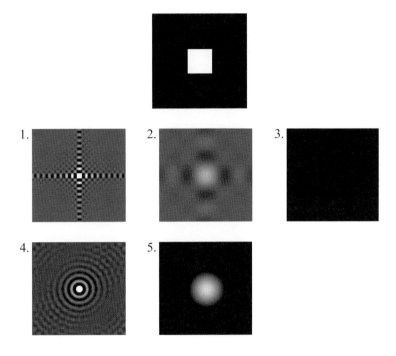

問題 2 次のうち正しいものはどれか．
1. 矩形波のフーリエ変換は sinc 関数になる．
2. 0.25 mm 幅の矩形波をフーリエ変換して得られたスペクトルは，2.5 cycles/mm で 0 になる．
3. 偶関数のフーリエ変換の実数部はすべての周波数で 0 になる．
4. 2 つの関数の畳み込み積分のフーリエ変換は，それぞれの関数のフーリエ変換の畳み込み積分で表される．
5. δ 関数のフーリエ変換の絶対値は $u = 0$ のときのみ 1 になる．

問題 3 次のうち正しいものはどれか．
1. $\int_{-\infty}^{\infty}\int_{-\infty}^{\infty}|f(x,y)|^2 dxdy = \int_{-\infty}^{\infty}\int_{-\infty}^{\infty}|F(u,v)|^2 dudv$ で表される関係を標本化定理という．
2. 離散化されたデータに矩形波を畳み込み積分することによって，離散データ間の任意の点の値が求められる．
3. フーリエ変換によって得られるスペクトルの絶対値をパワースペクトルという．
4. 画像のパワースペクトルをフーリエ逆変換すると元の画像に戻る．
5. 関数 $f(x)$ を並行移動した関数をフーリエ変換した時のスペクトルの絶対値は平行移動前のスペクトルと同じである．

問題 4 次のうち正しいものはどれか．
1. 標本化間隔が同じ場合フーリエ変換をするデータ数が多くなるほど基本周波数が低くなる．
2. フーリエ変換の対称性とは実数部も虚数部も左右対称になることをいう．
3. 関数 $f(x)$ のフーリエ変換を $F(u)$ とする．x を 2 倍した $f(2x)$ をフーリエ変換すると，そのスペクトルは $2F(2u)$ になる．
4. 空間周波数領域の関数 $F(u)$ と $G(u)$ の畳み込み積分は，それぞれの関数の逆フーリエ変換 $f(x)$ と $g(x)$ の和で表される．
5. 平均値 0 の矩形波をフーリエ変換すると，空間周波数 0 cycles/mm のパワースペクトル値は 0 となる．

第4章
画像のディジタル化

　X線画像をはじめとする医用画像の分野では，さまざまなディジタル画像が利用されている．ディジタル医用画像の画像信号は，X線や光などのエネルギーをアナログの電気信号に変換し，そのアナログ信号をディジタル化することにより生成される．
　本章では，画像のディジタル化における標本化と量子化のプロセスを理解すること，および標本化に関連する重要な概念である標本化定理とエリアシングについて理解することを目標とする．また，臨床で用いられている代表的なディジタルX線画像システムの画像形成方法の概要についても学ぶ．

4.1　医用分野におけるディジタル画像

　世の中の多くの画像情報と同様，医療の領域でもアナログ画像からディジタル画像への転換が進み，最近ではディジタル画像が圧倒的に主流となっている．

　代表的な医用画像であるX線画像を考えると，増感紙-フィルム系で代表されるアナログ画像が，100年以上前から現在まで長年にわたって用いられているが，コンピュータ技術の発達に伴い，さまざまな方式のディジタル画像が利用されるようになった．

　1970年代に**CT**（computed tomography），および**イメージインテンシファイア**（image intensifier：I.I.）を用いた**DSA**（digital subtraction angiography）が発表された．1980年代には**コンピューテッドラジオグラフィ**（computed radiography：CR）システムが登場し，増感紙-フィルム系に代わる実用的な単純X線画像システムとして普及が進んだ．2000年代初めには，**フラットパネルディテクタ**（flat panel detector：FPD）という新しい方式のX線平面検出器のシステムが商品化された．現在では，最も検査数が多いと思われる単純X線撮影の分野において，CRシステムまたはFPDシステムに代表されるディジタル画像が広く用いられている．

　画像をディジタル化することにより，画像データの保管・管理・共通利用などの面で数多くの利点が生まれる．また，ディジタル画像に画像処理を適用することで，アナログ画像では得られない新たな診断価値を提供することが期待される．

　以下，単純X線画像を中心に，画像のディジタル化について解説する．

4.2　画像のディジタル化

4.2.1　アナログ信号とディジタル信号

　アナログ信号とは，変数値が連続に変化したときの関数値である．それに対しディジタル信号は，変数値が離散的に変化したときの関数値であって，かつ，その関数値が有限なn進数で量子化された数値列である．n進数としては，一般に2進数が用いられる．

　図4.1に，アナログ信号とディジタル信号の概念を模式的に示す．

4.2.2　ディジタル化とは

　アナログ信号からディジタル信号への変換をディジタル化と呼ぶ．

　X線画像は，被検体を透過したX線量の2次元的な分布を，何らかの検出器を用いて検出し，画像として可視化したものである．ディジタルX線画像システム（以下，ディジタル系と呼ぶ）であっても，検出器およびその後工程においてX線量の情報が電気信号に変換された時点では，その電気信号はアナログ信号である．このようなアナログ電気信号が，**A/D変換器**（analog-to-digital converter）を用いてディジタル電気信号に変換されることで，ディジタル画像が生成される．

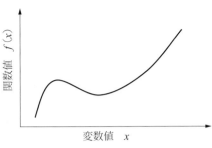
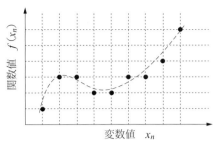

(a) アナログ信号（連続な変数値に対する関数値を表す）

(b) ディジタル信号（離散的な変数値に対する関数の数値列を表す．比較の目的で，(a) と同じ曲線を破線で示してある）

図 4.1　アナログ信号とディジタル信号の概念図

画像信号のディジタル化においては，標本化と量子化の 2 段階のプロセスが実行され，それぞれが空間分解能および濃度分解能という重要な画質特性を決定する．

4.2.3　標本化と空間分解能

標本化（sampling）とは，空間的に連続した信号を，任意の間隔で離散的な（飛び飛びの）信号に変換することをいう．標本化された画像の 1 つひとつの座標点のことを**画素**（pixel）という．画素はディジタル画像を構成する最小単位である．標本化の概念を**図 4.2** に示す．2 次元の X 線画像では，x 軸と y 軸のそれぞれについて標本化が行われるが，図 4.2 においては簡略化のために 1 次元について表しており，横軸は x 軸または y 軸方向の位置を示す．

標本化する際の間隔を**標本化間隔**（sampling pitch）またはサンプリング間隔という．市販のディジタル系では，撮影部位や診断目的に応じて，25 〜 200 μm 程度の標本化間隔が採用されている．標本化間隔の逆数，すなわち単位長さ

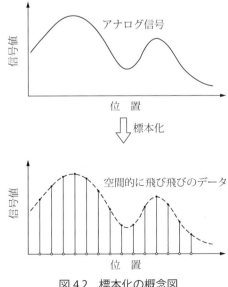

図 4.2　標本化の概念図

当たりの標本化の数のことを**標本化周波数**（sampling frequency）またはサンプリング周波数という．

標本化間隔は，隣り合う画素間の距離に相当する．画素が互いに間を空けずに並んだ矩形であるとすると，この距離は画素の大きさに等しいので，**画素サイズ**（pixel size）という表現が用いられることもある．画像全体の大きさを，画像を構成する画素の数（x軸方向およびy軸方向の画素数）で表したものを**マトリックス（matrix）サイズ**という．

空間分解能（spatial resolution）とは，一般に，空間内で識別可能な2点間の距離のことをいい，x軸またはy軸の空間分解能は，それぞれの標本化間隔に等しい．一方，標本化周波数，すなわち単位長さ当たりの画素の数のことを空間分解能と呼ぶこともある．

図4.3に実用的なディジタル系における標本化を例にとり，以上で説明した用語の関係を表す．

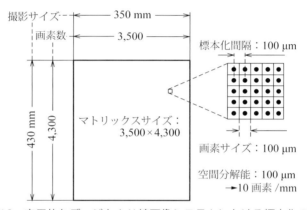

図4.3　実用的なディジタルX線画像システムにおける標本化の例

標本化間隔が小さいほど空間分解能に優れた画像であり，画像情報を精細に表現できる．図4.4に，あるX線画像をさまざまな標本化間隔で標本化したディジタル画像の例を示す．標本化間隔（画素サイズ）が大きい，すなわちマトリックスサイズが小さい画像ほど，細部の表現が粗くなり，個々の画素がブロック状に目立つ現象が認められる．この現象はチェッカーボード効果（checkerboard effect）と呼ばれ，ディジタル画像の画質を劣化させる要因の1つである．

4.2.4　量子化と濃度分解能

量子化（quantization）とは，連続的な信号値（図4.2における縦軸の値）を，任意の間隔で離散的な（飛び飛びの）信号値に変換することをいう．量子化によって得られた個々の信号値のことを**ピクセル値**（pixel value），グレイレベル（gray level），または量子化レベル（quantization level）という．ピクセル値が取りうる値の数を**階調数**，グレイレベル数，または量子化レベル数と呼ぶ．量子化の概念を図4.5に示す．

階調数は一般に，データ処理の利便性の目的で，2のべき乗であることが多

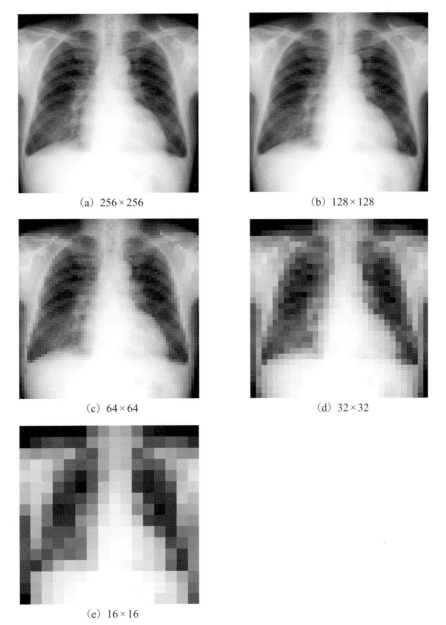

図 4.4 異なるマトリックスサイズで標本化した場合の画質の変化

く，ビット深度（bit depth）として表されることも多い．例えば，4,096 階調 $= 2^{12}$ 階調 $= 12$ bit などと表現される．市販のディジタル系では，8～14 bit 程度のビット深度が採用されている．

　増感紙–フィルム系では，信号値（図 4.2 における縦軸の値）は光学濃度に相当する．そこで，階調数またはビット深度のことを**濃度分解能**（density resolution）と呼ぶこともある．

　もともとの連続的な信号値と量子化後の離散値との差を**量子化誤差**（quantization error）という．

　階調数が大きいほど濃度分解能に優れた画像であり，すなわち量子化誤差の影

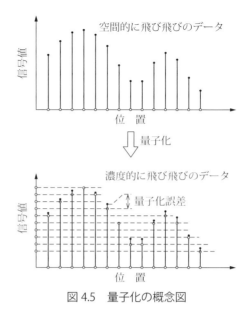

図 4.5　量子化の概念図

響が小さく，画像情報の濃淡を滑らかに表現できる．**図 4.6** に，ある X 線画像をさまざまな階調数で量子化したディジタル画像の例を示す．階調数（ビット深度）が小さい画像ほど濃淡の表現が粗くなり，濃度の変化する部分で地図の等高線のような擬似輪郭（false contouring）が発生することがわかる．このような擬似輪郭は，ディジタル画像の画質を劣化させる要因の 1 つである．

4.3　標本化定理とエリアシング

4.3.1　標本化定理

　4.2.3 項で説明したように，標本化間隔が小さいほどディジタル化に伴う画像情報の細部の劣化を低減することができる．それでは，どのような大きさの標本化間隔で標本化すればよいのだろうか．この問題に定量的な答えを与えてくれるのが，**標本化定理**（sampling theorem）である．標本化定理は，画像工学において非常に重要な定理であり，その先駆的研究をなした研究者の名を取って，シャノン（Shannon）の定理またはナイキスト（Nyquist）の定理と呼ばれることもある．

　以下，簡略化のために 1 次元の関数を用いて説明する．ディジタル化する前の原画像の信号を，位置 x の関数 $f(x)$ で表し，これを標本化間隔 Δx で標本化する．ここで，原画像のスペクトル $F(u)$ の値が，空間周波数 u に対し，$|u| > U$ の範囲で 0 であるとする．すなわち，原画像に含まれる最も高い空間周波数成分が U であると仮定する．その場合，Δx が式（4.1）の条件を満たすならば，ディジタル化した後の画像のスペクトルは，$|u| \leq U$ の範囲で原画像のスペクトルと一致する（言い換えれば，原画像のもつ空間周波数情報を損失なく再現することができる）．これが標本化定理である．標本化定理については，3.4 節においても説明した．

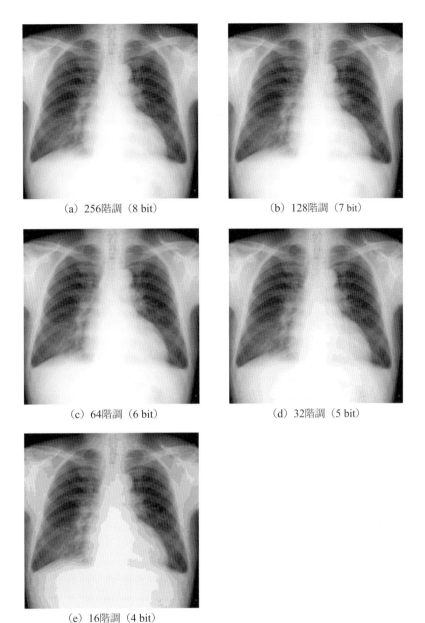

(a) 256階調（8 bit）　　　（b) 128階調（7 bit）

(c) 64階調（6 bit）　　　（d) 32階調（5 bit）

(e) 16階調（4 bit）

図 4.6　異なる階調数で量子化した場合の画質の変化

$$\Delta x \leqq \frac{1}{2U} \tag{4.1}$$

標本化間隔 Δx に相当する標本化周波数 $1/\Delta x$ の半分の空間周波数のことを**ナイキスト周波数**（Nyquist frequency）という．ナイキスト周波数 u_N は次式で表される．

$$u_N = \frac{1}{2\Delta x} \tag{4.2}$$

式（4.1）と式（4.2）を比較することでわかるように，標本化定理を満足するということは，u_N が U に等しいか，または大きいということを意味する．

例えば，標本化間隔が 100 μm の場合のナイキスト周波数は 5 cycles/mm であり，その場合に原画像の最大空間周波が 5 cycles/mm 以下であれば，標本化定理を満足する．

以上では，広く用いられている標本化定理の式（4.1）を紹介した．しかし最近は，$\Delta x = 1/(2 \cdot U)$ の場合を標本化定理の条件から除外すべきとの提案もなされている．なぜならば，例えば周波数 U〔cycles/mm〕の正弦波信号を原点から始めて標本化間隔 $1/(2 \cdot U)$ で標本化した場合，ディジタル化後の信号はすべて 0 となり直流信号が出力されるので，原画像の情報が保存されないからである．

4.3.2 標本化と空間周波数スペクトル

ディジタル化する前の原画像信号が，図 4.7（a）左に示す 1 次元の実空間領域の関数 $f(x)$ であるとする．その空間周波数スペクトル $F(u)$ を図 4.7（a）右に示す．ここで，$|u| > U$ の範囲において $F(u)$ の値は 0 である．

この画像を，標本化間隔 Δx で標本化することを考える．実空間領域における標本化の操作とは，次式で表されるデルタ関数列 $s(x)$ と $f(x)$ との積を求めることである．

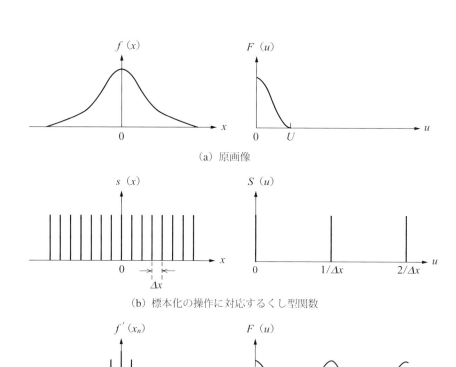

(a) 原画像

(b) 標本化の操作に対応するくし型関数

(c) 標本化後の画像

いずれも，左は実空間領域の信号値（横軸は位置），右は空間周波数領域のスペクトル（横軸は空間周波数）を表す．

図 4.7　標本化と空間周波数スペクトル

$$s(x) = \sum_{m=-\infty}^{\infty} \delta(x - m\Delta x) \tag{4.3}$$

このデルタ関数列は図 4.7（b）左のような関数であり，**くし型関数**（comb function）と呼ばれる．くし型関数のフーリエ変換もまたくし型関数となり，図 4.7（b）右に示す関数である．

$$S(u) = \left(\frac{1}{\Delta x}\right) \sum_{m=-\infty}^{\infty} \delta\left(u - \frac{m}{\Delta x}\right) \tag{4.4}$$

画像 $f(x)$ を標本化した画像 $f'(x_n)$ は次式で表され，図 4.7（c）左に示す関数である．

$$f'(x) = f(x) \cdot s(x) = \sum_{m=-\infty}^{\infty} f(m\Delta x) \cdot \delta(x - m\Delta x) \tag{4.5}$$

3.2.5 項で学んだように，実空間領域における積は，空間周波数領域における畳み込み積分に対応する．したがって，標本化後の画像の空間周波数スペクトル $F'(u)$ は，$S(u)$ と $F(u)$ との畳み込み積分であり，以下のように表される．

$$\begin{aligned}
F'(u) &= F(u) * S(u) \\
&= F(u) * \left(\frac{1}{\Delta x}\right) \sum_{m=-\infty}^{\infty} \delta\left(u - \frac{m}{\Delta x}\right) \\
&= \left(\frac{1}{\Delta x}\right) \sum_{m=-\infty}^{\infty} \left\{F(u) * \delta\left(u - \frac{m}{\Delta x}\right)\right\} \\
&= \left(\frac{1}{\Delta x}\right) \sum_{m=-\infty}^{\infty} F\left(u - \frac{m}{\Delta x}\right)
\end{aligned} \tag{4.6}$$

結果として $F'(u)$ は，図 4.7（c）右に示すように，$F(u)$ を u 軸上の $1/(2\Delta x)$ の位置で折り返し，それを周期的に繰り返した形の関数になる．

4.3.3 エリアシング

図 4.7（a）と同一の原画像を，異なる標本化間隔で標本化した場合について，**図 4.8** を用いて説明する．

図 4.8（a）の原画像を標本化定理を満足する標本化間隔 Δx_1（$\Delta x_1 \leq 1/2U$）で標本化すると，図 4.8（b）の関数 $f_1(x_n)$ およびスペクトル $F_1(u)$ が得られる．

一方，同じ画像を標本化定理を満足しない標本化間隔 Δx_2（$\Delta x_2 > 1/2U$）で標本化すると，図 4.8（c）の関数 $f_2(x_n)$ およびスペクトル $F_2(u)$ が得られる．この場合のスペクトルは，高い空間周波数側に繰り返し現れる信号成分（破線で示す）をすべて加算したもの（実線で示す）になる．この実線のスペクトルには，元の $F(u)$ とは異なるスペクトル，すなわち原画像には存在しない情報が含まれており，それを本来の画像情報から分離することはできない．この現象を**エリアシング**（aliasing）という．エリアシングにより発生する，本来の画像情報に含まれない成分のことをエリアシング誤差（またはエリアシング雑音），折り返し誤差（折り返し雑音）などと呼ぶこともある．

エリアシングが発生すると，高い空間周波数のものが，本来は存在しない低い周波数成分の雑音に見誤られてしまうことがある．この雑音のパターンは**モアレ**（moire）と呼ばれる．**図 4.9** にモアレの実例を示す．

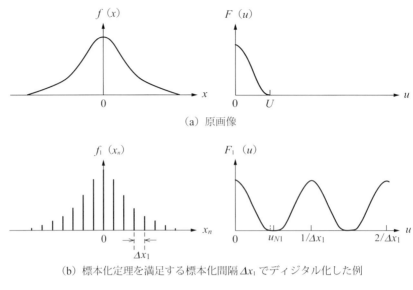

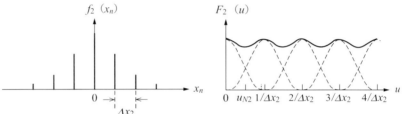

(c) 標本化定理を満足しない標本化間隔 Δx_2 でディジタル化した例

いずれも，左は実空間領域の信号値（横軸は位置），右は空間周波数領域のスペクトル（横軸は空間周波数）を表す．

図 4.8　エリアシングの発生原理

　エリアシングはディジタル画像の画質に大きな影響を与える現象であり，エリアシングの発生を防ぐことの重要性はよく理解できるであろう．しかし，現実の臨床画像では，画像に含まれる最も高い空間周波数成分を正確に把握することは困難であり，また種々の実用的要因によって標本化定理を満足できない場合も多い．そこで，市販のディジタル系においては，エリアシング誤差が画像の診断能に悪影響を及ぼすことを防ぐ目的で**アンチエリアシングフィルタ**（anti-aliasing filter）を用いるのが一般的である．アンチエリアシングフィルタは，そのディジタル系のナイキスト周波数 u_N より高い周波数帯域のパワーを十分に減衰させるように設計されたアナログのローパスフィルタである．信号を A/D 変換器に通す前にアンチエリアシングフィルタを適用することで，エリアシングの影響を抑制することができる．ただし，u_N 以上の空間周波数の信号成分のみを完全にカットするような理想的なローパスフィルタは作成不可能であるので，現実的には u_N 以上の空間周波数の信号成分がある程度残存し，u_N 未満の空間周波数の信号成分がある程度減衰するようなフィルタが用いられる（**図 4.10**）．したがってアンチエリアシングフィルタに起因する画像情報の多少の劣化は避けられない．

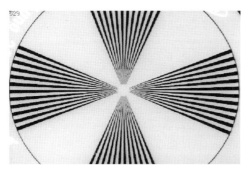 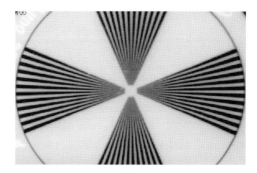

(a) 高鮮鋭な片面増感紙／片面乳剤フィルムを用いた場合（原画像に含まれる最大空間周波数が大きいため標本化定理を満足せず，画像の中央部付近にモアレがみとめられる）

(b) 高感度な両面増感紙／両面乳剤フィルムを用いた場合（原画像に含まれる最大空間周波数が（a）に比べて小さいため，エリアシングによるモアレの影響は少ない）

図 4.9　モアレの発生例（鮮鋭性の異なる 2 種類の増感紙-フィルム系でテストパターンを撮影し，それを原画像として，フィルムディジタイザによりサンプリングピッチ 100 µm でディジタイズした）[3]

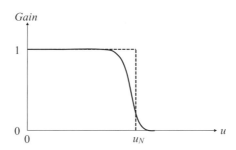

破線は理想的なアンチエリアシングフィルタ，実線は現実的なアンチエリアシングフィルタのフィルタ出力特性の一例を示す．u_N はディジタル系のナイキスト周波数を表す．

図 4.10　アンチエリアシングフィルタ

4.4　3 次元画像および動画像への応用

　以上では，単純 X 線画像を例にとってディジタル化の原理を説明してきたが，ディジタル化の基本的な考え方は，CT などの 3 次元画像，および透視画像などの動画像に対しても拡張することができる．

　3 次元画像においては，画素の代わりに**ボクセル**（voxel）と呼ばれる立方体または直方体が画像を構成する最小単位となる．

　動画像は，異なる時刻に取得された多数の 2 次元ディジタル画像が，時間軸方向に連なったものと考えることができる．この場合の個々の画像のことをフレーム（frame）と呼ぶ．

4.5　ディジタル画像のデータ量

　ディジタル画像のデータ量は，画素またはボクセルの総数と，階調数をビット単位で表したビット数の積で求められる．2 次元のディジタル画像において，x

軸方向および y 軸方向の画素数がそれぞれ X および Y であり，階調数が k 〔bit〕であるならば，データ量は $X \times Y \times k$ 〔bit〕である．

一般に，ディジタル画像をコンピュータで処理する場合には，コンピュータのアーキテクチャに基づく便宜上，1 バイト〔byte〕= 8 ビット〔bit〕を単位として取り扱う．つまり，階調数が 8 bit であれば 1 byte，階調数が 10，12，14，または 16 bit であれば 2 byte として扱われることになる．また，一般に "キロ"〔k〕は $10^3 = 1,000$ の単位を表すが，コンピュータによるデータ処理においては，利便性の目的で（2 のべき乗である）1024 byte を 1 キロバイト〔kB〕として扱うことが多い．"メガバイト"〔MB〕，"ギガバイト"〔GB〕，"テラバイト"〔TB〕などについても同様である．

以上を考慮してディジタル画像のデータ量を計算すると，例えば x 軸方向および y 軸方向の画素数がいずれも 2,048 であり階調数が 12 bit であるならば，データ量は $2,048 \times 2,048 \times 12$ bit，すなわち $2k \times 2k \times 2 byte = 8 MB$ となる．

画像のデータ量が大きいほど情報量は多いが，その分，それを保管したり伝送するためのシステムの負荷は増大する．画像データの実質的な性質を保ちながらデータ量を減少させるための技術として，**データ圧縮**（data compression）が利用されている．

4.6 ディジタル X 線画像システムの画像形成のしくみ

4.6.1 代表的なディジタル X 線画像システム

2 次元の X 線画像をディジタル化するシステムは，いままでにさまざまな方式のものが発明されており，今後も新規なシステムが出現することが予想される．その中で，現在の臨床において広く用いられている代表的なディジタル系は，CR システムと FPD システムの 2 種類であろう．

以下，CR システムおよび FPD システムの画像形成のしくみを大まかに述べる．

4.6.2 CR システム

CR システムは，**輝尽性蛍光体**（photostimulable phosphor）を検出器に利用したディジタル系である．輝尽性蛍光体材料としては，BaFBr や CsBr などに Eu イオンや Tl イオンなどを賦活剤として含有する組成のものがよく知られている．

CR システムの画像形成原理は第 1 章の図 1.6 に詳しく表されているが，その概要を**図 4.11** に示す．被検体を透過した X 線のエネルギーは輝尽性蛍光体プレートに吸収され，潜像として蓄積される．その後，レーザ光（励起光）でプレート表面を走査すると，蓄積された X 線のエネルギー量に応じた強度の光（輝尽発光）が放出される．この輝尽発光を集光し，光電子増倍管（photomultiplier）を用いて電気信号に変換した後に，A/D 変換器によりディジタル化する．

CR システムにおける標本化間隔は，輝尽発光の強度に対応する時系列の電気信号を時間軸方向でサンプリングする間隔によって定まる．そのため，標本化間隔の選択の自由度が大きく，比較的高い空間分解能を実現することが可能である．

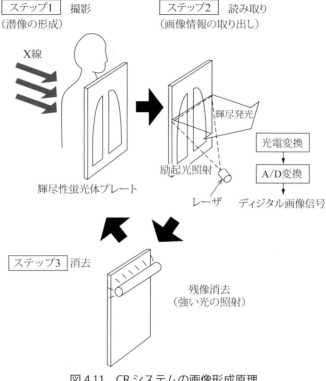

図 4.11　CR システムの画像形成原理

4.6.3　FPD システム

　FPD システムは，被検体を透過した X 線のエネルギーを電荷の量に変換し，その電荷量を，2 次元的に配置された画素ごとの読み出しスイッチを通じて電気信号として読み出すディジタル系である．ここで使用される読み出しスイッチは，薄膜トランジスタ（thin film transistor：TFT）といわれる，アモルファスシリコンを素材として形成されるスイッチング用トランジスタで，液晶ディスプレイなどに広く用いられているデバイスである．

　FPD システムには一般に，直接変換方式と呼ばれるものと，間接変換方式と呼ばれるものの 2 種類の方式が存在する．直接変換方式は，アモルファスセレン（α-Se）などの半導体を用いて，X 線を直接電荷に変換する．間接変換方式は，CsI などの蛍光体を有するシンチレータ部で X 線エネルギーを光に変換した後に，フォトダイオードアレイにより光を電荷に変換する．その後の電気信号の読み出し方法は，直接変換方式と同様である．直接変換方式および間接変換方式の FPD システムの画像形式原理は第 1 章の図 1.7 に詳しく表されているが，その検出器の概要を**図 4.12** に示す．

　FPD システムは，CR システムに比べ画像形成のプロセスが単純なので，X 線エネルギーの伝達効率が高い，すなわち X 線画像の信号対雑音比の劣化が小さいことが期待される．その反面，画素サイズが TFT の仕様により決定されてしまうので，空間分解能に関しては制限がある．

第 4 章　画像のディジタル化

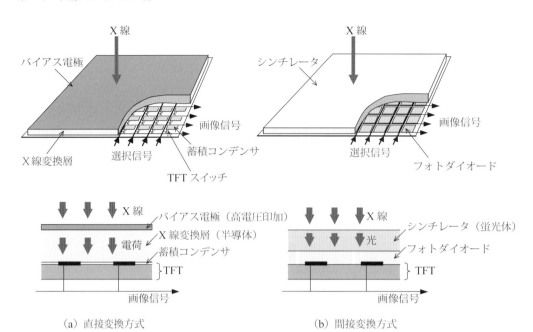

(a) 直接変換方式　　　　　　　　　(b) 間接変換方式

図 4.12　FPD システムの検出器の概要（(a)(b) とも，上が検出パネルを斜め上面から見た概念図，下が検出パネルの断面の概念図を表す）

演習問題

問題1 2次元ディジタル画像について，正しいものはどれか．2つ選べ．
1. 標本化間隔が小さい画像は，空間分解能が高い．
2. 標本化間隔が200 μmのとき，ナイキスト周波数は5 cycles/mmである．
3. 階調方向のビット深度が8 bitの画像は12 bitの画像より濃度分解能に優れる．
4. 原画像が同一であれば，サンプリングピッチが小さいほど，量子化誤差が小さい．
5. 標本化定理を満足しない標本化間隔でディジタル化すると，エリアシングが発生する．

問題2 最もデータ量が小さいものはどれか．
1. 2次元ディジタル画像で，データ量が10.8 MB．
2. 2次元ディジタル画像で，x軸方向およびy軸方向の画素数がともに2,048，階調数が14 bit．
3. 3次元ディジタル画像で，x軸方向の画素数が512，y軸方向の画素数が512，z軸方向の画素数が256，階調数が8 bit．
4. x軸方向の画素数が3,400，y軸方向の画素数が4,096，階調数が2 byteの2次元ディジタル画像を圧縮率1/2でデータ圧縮したもの．
5. 180 mm × 240 mmの原画像を，サンプリングピッチ50 μm，階調数12 bitでディジタイズした2次元ディジタル画像．

問題3 画像のディジタル化について正しいものはどれか．
1. ディジタル化は，先に量子化をしてから標本化をする．
2. 標本化間隔が狭いとナイキスト周波数は高くなる．
3. エリアシング誤差は，量子化によって生じる．
4. 画像データを読み取る際のアパーチャサイズが大きいと解像特性が良い．
5. 画像データを読み取る際のアパーチャサイズが大きいとノイズ特性は悪い．

問題4 次のうち正しいのはどれか．
1. 0.1 mm間隔のくし型関数のフーリエ変換は10 cycles/mm間隔のくし型関数になる．
2. 標本化周波数が20 cycles/mmのときナイキスト周波数は0.25 cycles/mmである．
3. アパーチャサイズが0.1 mmのときナイキスト周波数は5 cycles/mmである．
4. アナログ信号と量子化後の離散値との差を量子モトルという．
5. アンチエリアシングフィルタはディジタル化後に高周波数成分を低減するフィルタである．

第 5 章
画像の基本特性
―入出力特性

　入出力特性とは，システム全体またはシステムの各構成要素における入力と出力の関係を示す特性であり，画像の基本特性の中でもきわめて重要な特性であるといえる．入出力特性は特性曲線によって表現される．本章では，ディジタルX線画像システムに重点を置き，その入出力特性および特性曲線の定義と特徴を説明する．また，ディジタル特性曲線の測定方法について概説する．

5.1 入出力特性と特性曲線

5.1.1 入出力特性とは

入出力特性（input-output characteristics）とは，システム全体またはシステムの各構成要素における入力と出力の関係を示す特性であり，変換特性と呼ぶこともある．画像工学における入出力特性は，画像の階調との関連が特に深いことから，階調特性という用語が同様の意味で使われることもある．

5.1.2 アナログX線画像システムの入出力特性と特性曲線

アナログX線画像システム（以下，アナログ系と呼ぶ），すなわち増感紙-フィルム系においては，入出力特性はフィルムの**特性曲線**（characteristic curve）によって表現される．この特性曲線は **H-D 曲線**（Hurter and Driffield curve）とも呼ばれ，増感紙-フィルム系に入射した相対X線量の常用対数を横軸にとり，そのX線が与えられたときのフィルムの光学濃度を縦軸にとってプロットしたものである．フィルムの特性曲線の一例を**図 5.1** に示す．

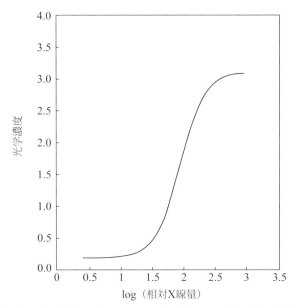

図 5.1　X線フィルムの特性曲線の一例（SR-G：コニカミノルタ株式会社製）

特性曲線は，増感紙-フィルム系の基本特性の中でも，最も重要な特性である．特性曲線からは，最高濃度，ベースとカブリの合計濃度，コントラスト特性，相対感度，**ラチチュード**（latitude）などさまざまな情報が得られる．ここで，ラチチュードとは，特性曲線の直線部を横軸に投影したX線量域のことであり，**ダイナミックレンジ**（dynamic range）と呼ぶこともある．

5.1.3 ディジタル X 線画像システムの入出力特性と特性曲線

このような古典的な特性曲線がディジタル X 線画像システム（以下，ディジタル系と呼ぶ）に拡張され，**ディジタル特性曲線**（digital characteristic curve）の考え方が確立した．1986 年に藤田らは，相対 X 線強度とピクセル値との関係を表す曲線を"ディジタル系の特性曲線"と定義し，DSA システムの特性曲線の測定結果を報告している．

ディジタル特性曲線からは，システムのコントラスト特性，入出力の直線性，ダイナミックレンジなどの情報が得られる．特性曲線は，ディジタル系においても基本的かつ重要な指標であるといえる．

次節では，ディジタル特性曲線について解説する．

5.2 ディジタル特性曲線

5.2.1 ディジタル X 線画像システムの特徴

ディジタル系の入出力特性は，アナログ系に比べると多少複雑である．

アナログ系である X 線フィルムは，それ自体が X 線画像の形成と表示の両方の役割を兼ね備えている．したがって，1 本の特性曲線でシステムの入出力特性のすべてが表現される．

一方，ディジタル系は，X 線画像を形成し（画像検出），得られた画像信号に後処理を加えて加工し（画像処理），処理済の画像をソフトコピーまたはハードコピーの形で表示する（画像表示）という一連のプロセスにおいて，おのおのの部分でその役割を果たす構成要素が独立に存在しうる．また，それらの構成要素を，さらに細かい構成要素に分割することも可能である．

そこで，ディジタル系の入出力特性について議論する場合には，それら個々の構成要素の入出力特性を示しているのか，あるいはそれらを組み合わせたシステム全体の入出力特性を示しているのか，注意する必要がある．両者の区別を明確にする目的で，システム全体の（オーバーオールの）入出力特性を示す曲線は

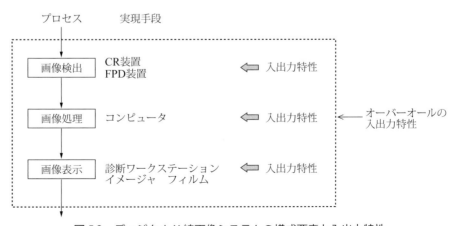

図 5.2　ディジタル X 線画像システムの構成要素と入出力特性

オーバーオール特性曲線（overall characteristic curve）と呼ばれる．
以上の概念を**図5.2**にまとめて示す．

5.2.2 ディジタルＸ線画像システムの構成要素と特性曲線

以上のことをもう少し具体的に示すために，ディジタル系を，(a) 画像検出系，(b) 画像処理系，(c) 画像表示系の3種類の構成要素に分解し，それぞれの入出力特性と特性曲線について考えてみる（**図5.3**）．ここでは，図5.3 (a) の出力が図 (b) の入力，図 (b) の出力が図 (c) の入力になっており，図 (a)，(b)，(c) の入出力特性を順に合成して1本の特性曲線として表したものが図5.3 (d) のオーバーオール特性曲線である．

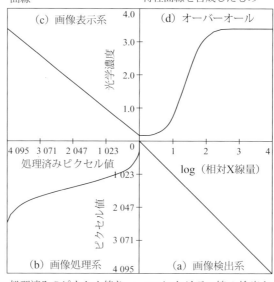

図5.3　ディジタルＸ線画像システムの特性曲線の例

〔1〕　**画像検出系**

CRシステムやFPDシステムにおいて，X線のエネルギーを光や電荷に変換するX線検出器から，ディジタル電気信号に変換するA/D変換器までを含めた系である．

画像検出系の入力は検出器に入射する相対X線量，出力はピクセル値である．画像検出系の出力は，画像処理を加える前の元の画像データという意味合いで，"生データ"，"オリジナルデータ"などと呼ばれることもある．

図5.3（a）は，CR検出器の特性曲線の例を表している．出力のピクセル値は，相対X線量の常用対数に比例している．CR検出器の特性曲線を検出器としてのフィルムの特性曲線（図5.1）と比較すると，そのダイナミックレンジが非常に広く，入射X線量の変動に対してより寛容であることがわかる．

〔2〕　画像処理系

　ここでは，検出器から出力された画像信号に後処理（post-processing）を施し，画像表示に適した信号に変換する．

　画像処理系の入力はピクセル値（生データ），出力は処理済みのピクセル値である．

　この後処理の重要な機能のひとつは，入射X線量のばらつきを補正して常に一定のピクセル値範囲に収める機能である（これを，正規化処理と呼ぶこともある）．市販のディジタル系の多くは，このような正規化処理を自動的に行う機能を搭載している．

　もうひとつの機能は，診断に適した見やすい仕上がりに変換するためのディジタル画像処理，すなわち**階調処理**や，鮮鋭化処理などの**空間周波数処理**である（ディジタル画像処理については第10章で解説する）．入出力特性に影響するのは，このうちの階調処理である．

　図5.3（b）は，CRシステムにおける正規化処理と階調処理を合わせた画像処理系の特性曲線の例を示している．正規化処理と階調処理を合わせて"**自動階調処理**"と呼ぶこともある．

　自動的な正規化処理の機能が有効になっている場合，画像処理系の特性曲線は入力画像ごとに異なる．すなわち，入力画像のピクセル値の分布を解析し，それに応じて，処理後のピクセル値を一定の範囲に収めるように特性曲線が定められる．

　正規化処理と階調処理の定義や切り分けは，ディジタル系装置のメーカーや機種により異なる．しかし，その目的とするところは同一である．また，臨床で用いられる画像処理系の特性曲線は，フィルムの特性曲線（図5.1）とよく似たS字カーブの形状を呈する場合が多い．これは，画像の仕上がりを増感紙-フィルム系で見慣れた階調に近づけるためである．このカーブの形状は，あらかじめ設定された階調処理パラメータによって定まるようになっている．

〔3〕　画像表示系

　画像処理装置から出力された画像を，**ソフトコピー**または**ハードコピー**として表示する．前者としては画像をモニタに表示する診断ワークステーション，後者としてはイメージャ（フィルムプリンタ）とドライフィルムの組合せが，それぞれ代表的な手段である．

　画像表示系の入力は処理済みのピクセル値である．出力は，ソフトコピーの場合には輝度，ハードコピーの場合には光学濃度である．

　図5.3（c）は，イメージャによりドライフィルムにプリントする系の特性曲線の例を表している．ドライフィルムが表現可能な光学濃度の範囲のほぼ全域で，直線性が保たれている．ドライフィルムそのものの特性曲線は直線ではないが，イメージャのキャリブレーション機能により，画像表示系全体としては，このような直線の特性曲線が実現されている．

〔4〕 オーバーオール特性

　図5.3 (d) は，このシステムのオーバーオール特性曲線を示す．この場合，オーバーオール特性曲線の入力は相対X線量，出力は光学濃度である．

　この特性曲線は，結果的には図5.1に示すアナログ系のフィルムの特性曲線と非常によく似ている．しかし，ディジタル系のオーバーオール特性曲線において最も特徴的なのは，（〔2〕項で説明した自動的な正規化処理の機能により）画像ごとに特性曲線が異なってくることであろう．このことは，ディジタル検出器の広いダイナミックレンジと，コンピュータによる画像解析技術の利点を生かした，ディジタル系固有の特徴である．

5.2.3　ディジタル特性曲線の表示方法

　図5.3 (a) の横軸（入力）は，相対X線量の常用対数，すなわちアナログ系の特性曲線と同じスケールを使用している．一方，ディジタル特性曲線の横軸を，相対X線量の真数値で表す場合もある．

　CRシステムにおいては，A/D変換器の前にログアンプ（対数増幅器）を用いて，信号強度を対数変換してからディジタル信号に変換することが一般的である．したがって，検出器の出力のピクセル値は，相対X線量の対数値に比例する．この対数変換は，人間の目の特性によく合った変換方法であり，画像の低濃度領域（入射X線量の少ない領域）の階調に関する情報量を高めるという効果がある．

　一方，FPDシステムにおいては，リニアアンプが用いられることが多く，検出器の出力のピクセル値は，相対X線量の真数値に比例する．

　以上の違いから，特性曲線の横軸のスケールについては，前述の2種類の考え方が存在するものと思われる．ディジタル特性曲線を扱う際，特に異なるシステムの相互比較を行う場合には，横軸のスケールがどのように表されているか，注意することが大切である．

　横軸を相対X線量の常用対数で表すと，アナログ系との比較の目的に適している，システムのダイナミックレンジの評価が容易であるなどの利点がある．一方，横軸を相対X線量の真数値で表すと，特性曲線の直線性の評価がしやすいという利点がある．

5.3　ディジタル特性曲線の測定方法

　ディジタル特性曲線の測定方法は，基本的にはアナログ系で古典的に用いられてきた測定方法と同様である．代表的な測定方法を**表5.1**にまとめて示す．

5.3.1　タイムスケール法

　X線の管電圧，管電流，およびX線管と検出器との距離を一定に保ち，照射時間を変化させることで相対X線量を変化させる．正確な相対X線量を求めるために，あらかじめX線発生装置の照射時間設定と実際の照射線量との関係を調べておき，直線性が保たれていない場合には補正を加える．

表 5.1 特性曲線の測定方法の分類

測定方法	相対 X 線量を変化させる手段
タイムスケール法	照射時間を変化させる
強度スケール法	照射時間を一定に保ち，検出器に到達する X 線の強度を変化させる
距離法	X 線管と検出器との距離を変化させる
ブートストラップ法	アルミニウムステップなど，厚みを変化させた X 線吸収体を介在させる

タイムスケール法は比較的容易な測定方法であるが，増感紙−フィルム系では，フィルムの相反則不軌（X 線フィルムの実効感度が長時間の露出などの場合に低下する性質）の影響があるため，適切な方法とはいえない．一方，ディジタル系においては相反則不軌は問題とならない．ダイナミックレンジの広いディジタル系に対してもタイムスケール法は有効な測定方法として広く用いられている．

5.3.2 距離法

X 線強度が距離の逆二乗則に従って減弱する性質を利用し，X 線管と検出器との距離を変化させることで相対 X 線量を変化させる方法である．

距離法は信頼性の高い測定方法であるが，最大距離を長く（3 m 以上）とる必要があるため，実験のために広い空間を要するという制約がある．

5.3.3 ブートストラップ法

X 線管と検出器の間に置く X 線吸収体の厚さを変化させることで相対 X 線量を変化させる測定方法で，一般的にはアルミニウムステップを利用する．

アルミニウムステップを，ある照射 X 線量，およびその N 倍の照射 X 線量で撮影した 2 枚の画像より求めた 2 本のピクセル値曲線をブートストラップ（靴ひも）状につなぎ合わせることにより特性曲線を求める．概略を**図 5.4** に示す．図 5.4 では N = 2 である．

ブートストラップ法は，X 線管と検出器との距離を長くとれない場合でも利用できる比較的簡便な方法であるが，隣り合うアルミニウムステップからの散乱 X 線，および検出器のグレアなどが測定結果に影響することに留意する必要がある．

5.4　ディジタル特性曲線より得られる特性

5.4.1 相対感度

同一のピクセル値を得るのに必要な相対 X 線量の比を相対感度と呼ぶ．例えば，2 つの異なるディジタル系 A および B の特性曲線において，ある縦軸の値に対応する横軸の値が B では A のそれの n 倍であったとすると，A を 1 とした場合の B の**相対感度**は $1/n$ である．

相対感度は画像検出系固有の特性を表す概念であるので，本来であれば 5.2.2 項で述べた「〔1〕画像検出系」の特性曲線から相対感度を求めるべきである．

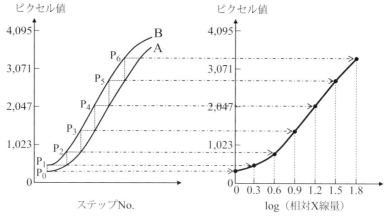

(a) アルミニウムステップ数とピクセル値の関係を示す曲線
(b) 特性曲線

BはAに対し2倍のX線量を照射しているので，同一ステップに対するAにおける相対X線量を1とすると，Bにおけるそれは2となる．Aの最初のステップのピクセル値 P_0，およびBの最初のステップのピクセル値 P_1 から初めて，(a) の破線で示すように P_2, P_3, ... を順々に求める．次に (b) において横軸の値を0.3間隔で $(0, P_0)$, $(0.3, P_1)$, $(0.6, P_2)$, $(0.9, P_3)$, ... の各点をプロットし繋ぐことで特性曲線が得られる．$\log 2 ≒ 0.3$ であることを利用している．

図 5.4 ブートストラップ法

しかし実用上は「〔1〕画像検出系」のみを分離して扱うことは困難であり，「〔1〕画像検出系」と「〔2〕画像処理系」を合成した特性曲線を使用する．その際に"自動階調処理"が加わっていると相対感度が正しく求められない可能性があるので，"自動階調処理"を無効にするような設定を適用するのが望ましい．

5.4.2 ダイナミックレンジ

ダイナミックレンジとは，ピクセル値として識別可能な相対X線量（特性曲線の横軸）の範囲を指す．ダイナミックレンジが広いほど，入射X線量の許容範囲が広く，X線量が極端に大きい，または小さいことに起因する信号飽和（黒つぶれや白とび）が画像に現れにくい．

5.4.3 階調度

階調度（**gradient**，グラディエント）は特性曲線上のある点における接線の勾配，すなわち特性曲線の微分である．階調度は，例えば第6章〜第9章において述べる解像特性および雑音特性の測定を行う際に，画像信号の線形化の手段として使用する．

5.4.4 画像コントラスト

X線画像の**コントラスト**は，2点間の濃度差で定義される．**図5.5**に示すように，線減弱係数が μ_1, μ_2 で，それぞれの厚さが d_1, d_2 の物質をX線撮影したときに得られるX線画像のコントラストは，$C = P_1 - P_2$ と表すことができる．ここで，図5.5のディジタル特性曲線の階調度 G は式 (5.1) で表される．

$$G = \frac{\Delta P}{\Delta \log E} = \frac{P_1 - P_2}{\log E_1 - \log E_2} \tag{5.1}$$

よって，画像のコントラスト C は，式（5.1）を変形して式（5.2）のように表すことができる．

$$\begin{aligned} C &= P_1 - P_2 \\ &= G(\log E_1 - \log E_2) \\ &= G(\log_e E_1 - \log_e E_2)\log_{10} e \end{aligned} \tag{5.2}$$

X線撮影時の入射露光量を E_0，それぞれの物質を透過した後の露光量を E_1，E_2 とすると，X線の吸収はそれぞれ式（5.3），（5.4）で表される．

$$E_2 = E_0 e^{-\mu_2 d_2} \tag{5.3}$$
$$E_1 = E_0 e^{-\mu_1 d_1} \tag{5.4}$$

式（5.2）に式（5.3）と（5.4）を代入すると，

$$\begin{aligned} C &= G(\log_e E_1 - \log_e E_2)\log_{10} e \\ &= G((\log_e E_0 - \mu_1 d_1) - (\log_e E_0 - \mu_2 d_2))\log_{10} e \\ &= G(\mu_2 d_2 - \mu_1 d_1)\log_{10} e \end{aligned} \tag{5.5}$$

となる．

また，式（5.2）を変形すると，

$$\begin{aligned} C &= G(\log_e E_1 - \log_e E_2)\log_{10} e \\ &= G\left(\log_e \frac{E_1}{E_2}\right)\log_{10} e \\ &= G\left(\log_e \frac{E_2 + \Delta E}{E_2}\right)\log_{10} e \\ &= G\left(\log_e \left(1 + \frac{\Delta E}{\overline{E}}\right)\right)\log_{10} e \\ &= G\frac{\Delta E}{\overline{E}}\log_{10} e \end{aligned} \tag{5.6}$$

となる．

ここで，$E_1 = E_2 + E$，ΔP が小さければ E_2 は平均X線強度 $\overline{E}$ とほぼ同じ，$\log_e\left(1 + \frac{\Delta E}{\overline{E}}\right)$ はマクローリン展開により近似的に $\frac{\Delta E}{\overline{E}}$ となることを用いた．

式（5.5）と式（5.6）が画像のコントラストを表す式である．$\log_{10} e \fallingdotseq 0.434$ である．

ここで，$\frac{\Delta E}{\overline{E}}$ を被検体コントラスト（X線コントラスト）という．

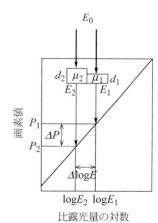

図 5.5 ディジタル特性曲線とコントラスト

第 5 章　画像の基本特性―入出力特性

次に，周期的に濃淡を繰り返すパターンのコントラストは，式（5.7）に示す Michaelson contrast（マイケルソンコントラスト）で求められる．この式は，周期パターンの振幅を平均値で割って求められる．矩形波チャート法による MTF 計測時に，入出力の矩形波コントラストを求めるときに用いられる（**図 5.6**）．

$$C = \frac{振幅}{平均値} = \frac{\dfrac{E_{\max} - E_{\min}}{2}}{\dfrac{E_{\max} + E_{\min}}{2}} = \frac{E_{\max} - E_{\min}}{E_{\max} + E_{\min}} \tag{5.7}$$

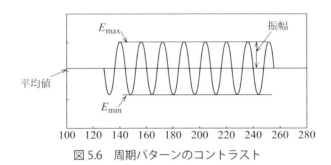

図 5.6　周期パターンのコントラスト

演習問題

問題1 ディジタル特性曲線の横軸と縦軸の組合せで，正しいものはどれか．

　　　　　　横軸　　　　　　　　　縦軸
1. 相対X線量の自然対数 ——— ピクセル値
2. 距離 ——— 相対X線強度
3. 相対X線量の自然対数 ——— パワースペクトル
4. 相対X線量の常用対数 ——— ピクセル値
5. ピクセル値 ——— 階調度

問題2 ディジタルX線画像コントラストへの影響が一番小さいものを選べ．
1. 被検体の厚さ
2. 散乱線
3. 階調処理に用いたLUT
4. X線管電流
5. ディジタル特性曲線

問題3 ディジタル特性曲線について正しいものはどれか．2つ選べ．
1. ディジタル特性曲線が直線だと入出力の関係は線形である．
2. ディジタル特性曲線の任意の点の接線の傾きを階調度という．
3. 特性曲線作成の際，相対X線量を変化させるには，管電圧を変化させる．
4. ディジタル特性曲線におけるダイナミックレンジとは画素値として変換できるX線量の範囲（特性曲線の横軸の幅）をいう．
5. ブートストラップ法とは，高管電圧と低管電圧で撮影した2枚の画像から特性曲線を得る方法である．

問題4 X線画像コントラストについて正しいのはどれか．
1. 階調度GとX線（被検体）コントラストの和で求められる．
2. X線コントラストとは濃度差ΔDのことである．
3. 階調度GはMTFから求められる．
4. X線コントラストは2つの物質のX線量の差ΔEを平均X線量Eで割って得られる．
5. X線コントラストが0でも，ディジタル階調処理によってコントラストを強調できる．

第6章
画像の解像特性
―解析の原理と方法

　近年，病院ではディジタル画像が広く用いられるようになったことから，ディジタル画像の画質評価に関する知識や技術を習得する必要性が増している．本章では，医用画像の基本特性の1つである解像特性の評価をするのに用いられるMTF（modulation transfer function）の理論とディジタル画像のMTF計測法について詳細に解説する．

6.1 MTF とは

MTF とは医用画像の鮮鋭度（解像特性）を評価する指標である．ボケの過程を定量的に記述するための空間周波数解析である．

まず，拡がり関数というものを考える．拡がり関数とは非常に小さな領域の信号をシステムに入力したとき，その信号がどの程度広がって出力されるのかを示すもので，それ自体がシステムの解像特性を表す．具体例として，2.1.1 項で述べた δ 関数のようなインパルスを入力して得られた拡がり関数を 2 次元で表現した点像分布関数 PSF，1 次元で表現した線像分布関数 LSF の関係は

$$LSF(x) = \int_{-\infty}^{\infty} PSF(x, y) dy \tag{6.1}$$

となるが，実際には LSF から PSF を求めることはできない．

高鮮鋭度なシステムほど LSF の拡がりは小さく，MTF はこれら LSF，PSF をフーリエ変換あるいはフーリエ級数に基づく空間周波数解析を行うことで求められる．ここで，具体的に空間周波数の概念をボケに適用してみると**図 6.1** のようになる．簡単のため 1 次元画像を考え，図 6.1（a）のように非常に細い線を考える．この画像をボケのある撮影装置を使用して撮影すると図 6.1（b）のように像が拡がる．これらをもう少し詳しく考えるために，これらの画像をフーリエ変換する．入力画像の図 6.1（a）を δ 関数で近似するとそのフーリエ変換は図 6.1（c）のようになる．次に，実際の出力画像の図 6.1（b）のフーリエ変換を求めてみると図 6.1（d）のようになる．図 6.1（d）の場合，フーリエ変換は空間周波数が増大するのに従って次第に減少し 0 になる．言い換えれば，図 6.1（a）の入力画像は 0 から無限大の空間周波数にわたって情報をもっているのに対し，系を通ってきた出力画像の図 6.1（b）は有限の空間周波数だけの範囲しか情報をもっていないと考えられる．これはボケにより画像情報が低減したり，なくなったりしたものと考えられる．すなわち，ボケのある系は有限の範囲の空

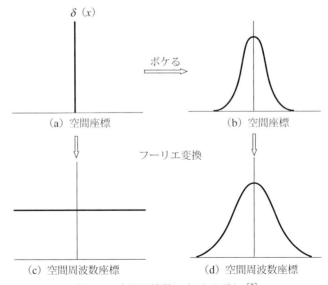

図 6.1 空間周波数におけるボケ[3]

間周波数しか通過させない系とみなせる．一般に高空間周波数成分が失われるということは，画像の細かい部分やエッジがボケることに対応している．

PSFの2次元フーリエ変換を行った結果は，空間周波数領域における信号伝達特性（レスポンス関数）を表し，これを**光学伝達関数 OTF**（optical transfer function）と呼んでいる．OTF は複素関数で，その絶対値を**変調伝達関数 MTF**（modulation transfer function），位相成分を**位相伝達関数 PTF**（phase transfer function）という．

MTF は電気系の周波数特性と同様に振幅の伝達特性を示すものである．電気系では入力信号より先に出力信号が生じず，必ず位相のズレを伴うために MTF と PTF を考慮して評価する．一方，多くの画像システムは等方的な拡がり関数を示し，位相成分は0であるため PTF は考慮せず，MTF によって解像特性を評価できる．しかし，拡がり関数が等方的でない画像システムでは OTF で評価を行う必要がある．

MTF は解像力による評価に代表されるような空間領域における評価と比べると，客観的でしかも詳細な解像特性を評価できることが利点である．また，直列結合したシステム全体の MTF は各構成要素の MTF が求まればそれらの掛け算によって求めることができるため，構成要素の多いシステムの解像特性の解析に便利である．

6.2 ディジタル画像システムでの MTF の考え方

ディジタル画像システムの解像特性の評価は，増感紙-フィルム系と同じように MTF で評価されるが，ディジタル画像システムでは以下に示すような問題点を十分に理解して解析を行う必要がある．増感紙-フィルム系では，特性曲線を用いて系の線形化を行い，さらに位置不変性は成り立つと考えて MTF が計算される．一方，ディジタル画像システムでも，増感紙-フィルム系と同様な考え方に基づき入出力特性の曲線を用いて系の線形化を行えばよい．

図 6.2 にディジタル画像システムに存在する多くのコンポーネントの MTF を示す．これらのうちどれか1つでも解像特性が劣っていると，システム全体の解像特性に影響する．したがって，システム全体の解像特性を評価するためには，各コンポーネントに対して解像特性を調べることが大切である．そこで，ディジタル系に固有な，プリサンプリング MTF と呼ばれる手法をシカゴ大学のグループ（Giger と Doi）[2] が示し，その後 Fujita ら[3] はプリサンプリング

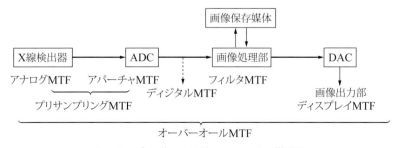

図 6.2　ディジタル画像での MTF の構成図

MTFを測定する実用的な手法を開発している．プリサンプリングMTFはエリアシングエラーを含まないことから増感紙−フィルム系や他のディジタルX線画像システムとも比較が可能であり，最も信頼性の高い解像特性の評価法であることがわかっている．ここで，エリアシングエラーとは，「サンプリング間隔は元のアナログ信号に含まれる周波数成分によって決まり，最高周波数成分を$u_{\max}$とすると，$1/(2u_{\max})$以下の間隔（T）でサンプリングする必要がある」というサンプリング定理を満足しない間隔でサンプリングを行うと生じる誤差のことである．

Gigerら[2,3]が示したシステム全体の2次元のMTF，すなわち$MTF_{\text{overall}}(u, v)$は式（6.2）で表される．

$$MTF_{\text{overall}}(u, v) = \left\{ [MTF_A(u, v) \times MTF_S(u, v)] * \sum_{m=-\infty}^{\infty} \sum_{n=-\infty}^{\infty} \delta\left(u - \frac{m}{\Delta x}, v - \frac{n}{\Delta y}\right) \right\} \\ \times MTF_F(u, v) \times MTF_D(u, v) \tag{6.2}$$

ここで，u, vは空間周波数を表し，$*$は畳み込み積分（コンボリューション）を示す．$MTF_A(u, v)$はディジタル化される前のアナログ成分（X線検出器など）のMTFでアナログMTFと呼び，$MTF_S(u, v)$はサンプリングアパーチャのMTF，$MTF_F(u, v)$は画像処理のMTF，$MTF_D(u, v)$はディスプレイ部のMTFを示す．これらの中でアナログMTFとサンプリングアパーチャのMTFの積を"プリサンプリングMTF"という．プリサンプリングMTFは，X線検出器のボケとサンプリングアパーチャのボケを含んだMTFで，ディジタル系に固有な解像特性を表すMTFといえる．

プリサンプリングMTFは，サンプリングする前の検出器のMTFのことではなく，検出器のMTFとサンプリングアパーチャのMTFとの積であることから，近年では，プリサンプルドMTF（presampled MTF）ともいわれている．

6.3　プリサンプリングMTFの測定方法の原理 [4]

以下に，プリサンプリングMTFを求める際に使用する測定法の原理を述べる．

6.3.1　スリット法の原理

スリット法によるレスポンス関数は，スリットを撮影して得られる2.1.3項で述べたスリット像の線像強度分布$s(x)$をフーリエ変換することによって求める．簡単のため1次元で考え，$s(x)$を$\delta(x)$関数の線像強度分布$h(x)$とする．レスポンス関数$S(u)$は式（6.3）に示すように線像強度分布$h(x)$のフーリエ変換として定義することができる．

$$S(u) = \int_{-\infty}^{\infty} h(x) \exp(-2\pi i u x) dx \tag{6.3}$$

ここで，uは空間周波数である．しかし，実際には定義どおりの$\delta(x)$関数入力を得ることができない．そこで，2.1.3項で述べたある有限幅をもつ細いスリットを入力として用いる．このときは，$u = 0$においてMTFが1になるように正規化しなければならない．

したがって，スリット法によるレスポンス関数$S(u)$は

$$S(u) = \frac{\left|\int_{-\infty}^{\infty} s(x)\exp(-2\pi iux)dx\right|}{\int_{-\infty}^{\infty} s(x)dx} \tag{6.4}$$

となる.

$s(x)$ がよく知られた関数で積分可能なときは数値積分の必要はない.しかし,よく知られた関数で近似できないときは数値積分が必要になる.

6.3.2 エッジ法の原理

エッジ法を用いて MTF を求めるにはエッジ分布関数 ESF を微分して LSF を求め,さらにフーリエ変換して求める.エッジとは 2.1.2 項で述べた単位ステップ関数または階段関数のことである.この関数は x が 0 または正のとき 1 で,その他は 0 として式 (6.5) に示すように定義される.

$$u(x) = \begin{cases} 1 & (x \geq 0) \\ 0 & (x < 0) \end{cases} \tag{6.5}$$

ここで,高さを 1 と仮定した.放射線撮影系では,1 が被検体のない部分,0 が放射線不透過部分である.いま,簡単のために 1 次元で考える.単位ステップ関数のボケ像(ESF)を $e(x)$ とすれば畳み込み積分によって

$$e(x) = \int_{-\infty}^{\infty} u(x')h(x-x')dx' \tag{6.6}$$

と表される.ここで,$u'(x) = 1$,$x' \geq 0$ であるから積分領域を書き換えて

$$e(x) = \int_{0}^{\infty} h(x-x')dx' \tag{6.7}$$

となる.そこで,$X = x - x'$ に変数変換すると

$$e(x) = \int_{-\infty}^{x} h(X)dX \tag{6.8}$$

が得られる.すでに,図 2.5 に式 (6.8) の関係を示した.図に示すように,負の無限大から着目する x での $h(x)$ の面積(斜線部分)がその点における $e(x)$ の高さに対応する.$e(x)$ が既知であるときは,逆に微分の形で $h(X)$ を求めることができる.

$$h(X) = \frac{de(x)}{dx} \tag{6.9}$$

すなわち,ESF の微分が線像強度分布(LSF)である.

6.4 プリサンプリング MTF の測定法

6.4.1 使用機器と使用器具

[1] 使用機器

プリサンプリング MTF の測定には,キヤノン製フラットパネルディテクタ(FPD)の X 線ディジタルカメラ CXDI-40C と CXDI-11 を使用した.**表 6.1** にそれぞれの FPD の仕様を示す.**表 6.2** には測定に使用した X 線発生装置など,その他の実験装置を示す.

表6.1 キヤノン製フラットパネルディテクタ（FPD）の仕様

撮影装置	CXDI-40	CXDI-11
撮影方式	間接方式：蛍光体＋α-Si センサ	
センサタイプ	LANMIT5	LANMIT
蛍光体	CsI：T	Gd_2O_2S：Tb
有効撮影範囲	43×43 cm	
画像マトリックスサイズ	$2,688 \times 2,688$（720万画素）	
画素サイズ	$160 \mu m \times 160 \mu m$	
A/D 変換	16,384 階調（14 bit）	
出力階調	4,096 階調（12 bit）	
データ出力	DICOM 3.0 compatible	DICOM 3.0/Ethernet
外形寸法	55 cm × 55 cm × 6.8 cm※	55.2 cm × 59.8 cm × 17.7 cm

※ 取付けアタッチメントを除く撮影部本体の大きさ

表6.2 X線発生装置など，その他の実験装置

撮影装置	CXDI-40C	CXDI-11
X 線発生装置	AUD150G（島津）	
線質	80 kVp	
撮影距離	360 cm	
焦点	小焦点名目 0.6 mm	
グリッド	なし	
線量計	Radcal 9015型，チェンバ180 cc（東洋メディック）	

〔2〕 使用器具

スリット法とエッジ法によるプリサンプリング MTF の測定に使用したスリットとエッジの仕様を以下に示す．
① スリット（シカゴ大学製）
　材質　タングステン
　長さ　3 cm
　幅　　10 μm
② エッジ（キヤノン製）
　材質　タングステン（純度 99％ 以上）
　形状　10 cm × 10 cm 正方形
　厚さ　1 mm ± 0.05 mm
　エッジリップル　1 μm 以下
　エッジ真直度　　1 μm 以下

6.4.2 ディジタル特性曲線 [5, 6]

ディジタル画像の特性曲線もアナログ画像同様に考えることができる．この際，入力は相対線量で，出力にはディジタル値（ピクセル値）を用いる．ディジタル特性曲線から得られる主な情報は，ダイナミックレンジ，システムコント

ラストなどがあり，経時的に測定することで，これらの情報に加えて複雑な構成のディジタル画像システムの動作特性をモニタすることができる．フラットパネルディテクタでは，入力に対して出力のディジタル値が直線的であることが多いので，これらの特性をモニタすることが特に重要である．また，ここではタイムスケール法を使用してディジタル特性曲線を求める．その理由は簡便であり，ディジタル画像には相反則不軌の影響がないからである．ディジタル特性曲線を作成するのに用いた画像は**表 6.3** に示す撮影条件（80 kVp，付加フィルタ 20 mmAl，FFD：360 cm）で照射線量を変化させて複数枚撮影する．ディジタル特性曲線は照射線量値の対数値を横軸に，おのおのの画像の 256 × 256 マトリックスのディジタルデータの平均値を縦軸にとり，グラフを描いて求める．

表 6.3 撮影条件（ディジタル特性曲線）

管電圧	80 kVp
撮影距離（FFD）	360 cm
フィルタ	20 mmAl
管電流	40 ～ 500 mA
撮影時間	12 ～ 1,000 ms

6.4.3　スリット法によるプリサンプリング MTF [7-9]

　増感紙−フィルム系の MTF 測定には主にチャート法，スリット法が使用されてきた．ディジタル系においては，スリット法がプリサンプリング MTF を求める一般的な方法として使用されている．スリット法は**表 6.4** と**図 6.3**（a）に示すように細長いスリットを撮影し，スリット像から LSF を求め，その LSF を高速フーリエ変換（FFT）してプリサンプリング MTF を求める．実際にはスリットを撮影し，その後スリットの真中部分を挟んで 256 × 256 マトリックスのピクセルデータを抽出する．このままのデータから LSF を取り出してもピクセル間隔がピクセルサイズ（ここでは 0.16 mm）に依存するため，1 個の点とその次の点が 0.16 mm も空いて LSF のデータが粗いデータとなってしまい，その後の処理にエリアシングエラーが発生してしまう．そこで，スリットを撮影するときに藤田ら[3] によって考えられた合成 LSF 法という方法を使用するために，スリットを垂直方向から 2 度ぐらい傾けて撮影する．この方法はサンプリング間隔を見かけ上小さくすることにより，精度の良い LSF を作成できる．図で表すと**図 6.4** のようになる．このようにして求めた LSF を高速フーリエ変換（FFT）して空間周波数との関係に書き直すのである．FFT は 2 のべき乗の個数でしか計算できないため，合成 LSF 法によって求めたデータ数に注意を払う必要がある．今回は，1,024 点のデータ点を使用して合成 LSF を作成した．また，このとき計算に使用するデータの個数とデータのサンプリング長が空間周波数間隔を決定する点にも注意を払う必要がある．

　具体的な計算について次に述べる．

　まず，スリット像を挟んだ 256 × 256 マトリックスのディジタルデータを取ってきて，先に求めていたディジタル特性曲線の式を用いてディジタルデータを照射線量データに変換する．これは，ディジタルデータのままであると機器ごとにさまざまな値を設定でき，装置間の比較ができないためである．そして，合成 LSF 法を用いてサンプリング間隔の小さくなった LSF を生成する．具体的には CXDI-40C で 31 個のピクセル列を合成し，サンプリング間隔が

表 6.4 撮影条件（プリサンプリング MTF）

CXDI-40C	スリット法		エッジ法	
管電圧	80 kV			
フィルタ	20 mmAl	なし	20 mmAl	なし
管電流	500 mA	320 mA	200 mA	100〜200 mA
撮影時間	1,000 ms	400 ms	320 ms	32 ms

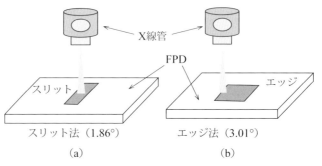

図 6.3 スリットとエッジの撮影配置例

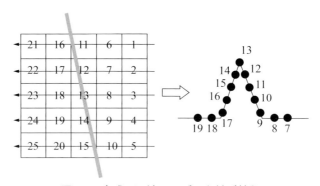

図 6.4 合成 LSF 法でのデータ並び替え

0.16/31 mm ＝ 0.005161 mm になった LSF を作成した．LSF の裾野の部分はトランケーションエラー防止のため指数近似して LSF の裾野がピーク値の 1/100 程度になるようにデータを取り直す．その後，その LSF を高速フーリエ変換して絶対値を求めて，0 空間周波数で規格化してプリサンプリング MTF とする．また，空間周波数ピッチは $1/(1024 \times 0.16/31) = 0.189208984375$ となる．これらの間隔を横軸にして MTF の値をとるとプリサンプリング MTF のグラフが求まる．フィルタの有無でも同じようにして MTF を作成する．

6.4.4　スリット法により求めたプリサンプリング MTF

CXDI-40C で，スリット法により求めたプリサンプリング MTF を**図 6.5** と**図 6.6** に示す．撮影条件は図 6.5 が 80 kVp，320 mA，1,000 ms（20 mmAl 付加）で，図 6.6 が 400 ms（Al なし）で同じ条件の画像を 3 枚測定した．3 枚ともナイキスト周波数までは精度良くプリサンプリング MTF が求まっている．

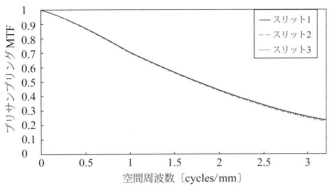

図 6.5　CXDI-40C のスリット法によるプリサンプリング MTF（20 mmAl 付加）

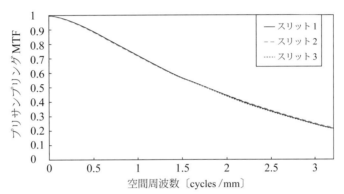

図 6.6　CXDI-40C のスリット法によるプリサンプリング MTF（Al なし）

6.4.5　エッジ法によるプリサンプリング MTF [10-16]

　エッジ法は DQE を求めるときのプリサンプリング MTF 測定で IEC (International Electrotechnical Commission）で標準とされたが，わが国の臨床現場ではまだエッジ法を使用した MTF 測定は浸透していない．エッジ法によるプリサンプリング MTF の測定法は，スリット法で用いた合成 LSF 法を応用して求める．まず，表 6.4 と図 6.3（b）に示した方法でエッジ像を撮影し，エッジをまたぐ 256 × 256 マトリックスのディジタルデータを取得し，その後合成 LSF 法のようにエッジを合成してサンプリング間隔の小さくなった ESF を求める．合成の仕方は，フラットパネルディテクタの面上での垂直方向に対するエッジ角を θ として $\frac{1}{\tan\theta} \approx N$ なる整数値を決定し，N 列分のデータを用いて合成 ESF を作成する．この際，N は無理やり整数に丸め込んでいるので多少精度が悪化するが，それでもナイキスト周波数の 1.4 倍くらいまでは正確なことが確かめられている[15]．今回，エッジ角度は垂直方向に対し CXDI-40C では 3.01 度，CXDI-11 では 2.34 度の傾きをもっていたため，それぞれ $N = 19$ と $N = 24$ で合成した．実際のフラットパネルディテクタからのデータ抽出を図 **6.7** と図 **6.8** に示す．19 列の場合，図 6.8 の示すように 256 × 256 のマトリックスを 19 列ごとにデータをサンプリングしてディジタルデータを照射線量に変

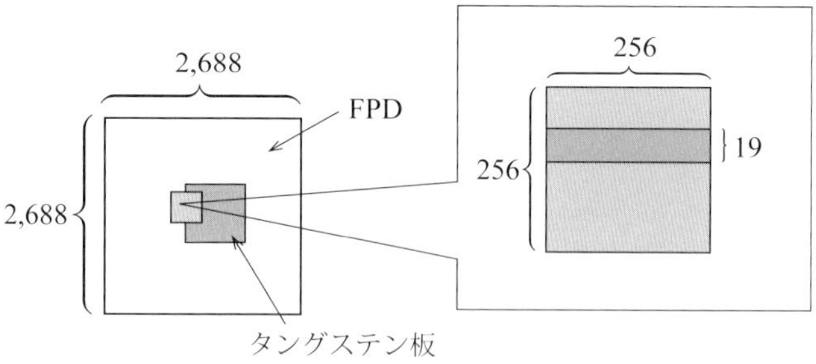

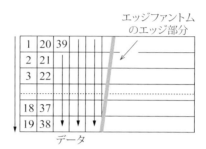

図6.7 フラットパネルディテクタからのデータ抽出

図6.8 CXDI-40Cにおける合成ESF作成のためのデータの取り方

換後ESFを生成する．エッジ角度の測定はMTF計算に重要なものなので高精度で求めることが重要である．

$$LSF(x_j) = \frac{ESF(x_j) - ESF(x_{j-1})}{x_j - x_{j-1}} \tag{6.10}$$

ESFから式（6.10）を用いて隣接差分（有限要素法）してLSFを計算する．1枚の画像につき3〜4組の19列のピクセルデータを並び替えて3〜4個のESFまたはLSFを作成し，平均をとって，それを正式なLSFとする．この際，LSFの作成はLSFの数が多いほうが精度が良くなると思われたが，同じような値を出せたので，実際の計算は3〜4回の計算で終了した．

この計算で求めたESFとLSFを**図6.9**と**図6.10**に示す．LSFは頂点より右側はノイズが少なく左側がノイズが多くなる．これは，エッジのかかっていない部分とかかっている部分における照射線量の違いにより，ノイズレベルに差が生じ，隣接差分によってそれが強調されたためと考えられる．このため，頂点より右側，つまりエッジ成分のほうを折り返してLSFを作成し直す．その後，このLSFを高速フーリエ変換して，0空間周波数で規格化して$MTF_e(u)$を求める．

$$\alpha(u) = \frac{1}{\operatorname{sinc}\left(\dfrac{\pi u}{2u_0}\right)} \tag{6.11}$$

ここで，u_0はナイキスト周波数である．

その後，式（6.11）に示す有限要素法（隣接差分）による補正項をかけて真の$MTF(u)$を得る．すなわち，

$$MTF(u) = MTF_e(u) \times \alpha(u) \tag{6.12}$$

となる．ただし，ESFのデータ点は正確には**図6.11**に示すように，ピクセルと

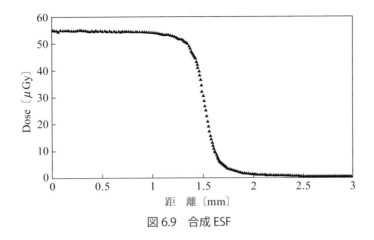

図 6.9　合成 ESF

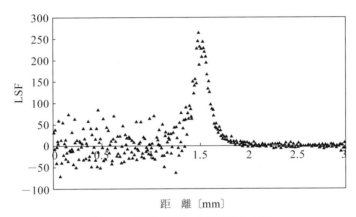

図 6.10　隣接差分により求めた LSF

エッジまでの距離の関係で決まるが，その誤差はピクセルの間では多少認められるがピクセル 1 つでは誤差は生じないため，サンプリング間隔を合成したピクセル数で割ることにより位置を決定する．したがって，MTF の横軸である空間周波数は「サンプリング間隔 × データ点」の逆数ごとのピッチで設定する．すなわち，1 点目を距離 0 とすると，2 点目は 1 点目より $d\sin\theta$ だけ離れていることになる．また，1 点目の右側のピクセルは 1 点目から $d\cos\theta$ だけ離れていることになる．

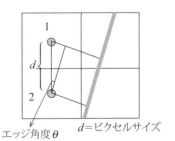

図 6.11　エッジとピクセルとの位置関係

6.4.6　エッジ法により求めたプリサンプリング MTF

CXDI-40C と CXDI-11 でエッジ法により求めたプリサンプリング MTF を図 **6.12** と図 **6.13** にそれぞれ示す．撮影条件は 80 kVp，200 mA，320 ms，20 mmAl 付加で同じ条件の画像を 4 枚測定した．どれも同じ条件ならば，ナイキスト周波数までは比較的精度良くプリサンプリング MTF が得られている．

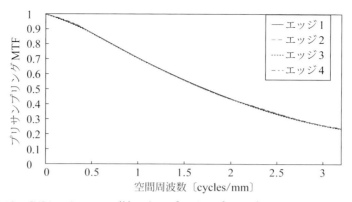

図 6.12　CXDI-40C のエッジ法によるプリサンプリング MTF（20 mmAl 付加）

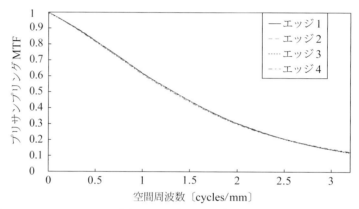

図 6.13　CXDI-11 のエッジ法によるプリサンプリング MTF（20 mmAl 付加）

6.4.7　エッジ法とスリット法により求めたプリサンプリングMTFの比較

　CXDI-40C の 20 mmAl 付加した場合と付加しない場合について，エッジ法とスリット法により求めたプリサンプリング MTF を図 6.14 と図 6.15 でそれぞれ比較する．20 mmAl 付加した場合と付加しない場合で，それぞれスリット法とエッジ法でナイキスト周波数以下でほぼ一致している．

　CXDI-40C におけるスリット法によるプリサンプリング MTF は 3 枚の同じ画像からそれぞれ求めたが，フィルタありなし両方でナイキスト周波数までほぼ一致し（最大で標準偏差 0.009），スリット法による精度の良さが証明できた．また，エッジ法によって求めたプリサンプリング MTF は 4 枚の同条件の画像で CXDI-40C，CXDI-11 ともにナイキスト周波数まで精度良く求めることができた（最大で標準偏差 0.006）．この際，合成した ESF または LSF を 1 枚の画像につき 3〜4 個平均したものを高速フーリエ変換したことにより精度良くプリサンプリング MTF が得られた．また，エッジ法によって求めたプリサンプリング MTF は低空間周波数においてはスリット法よりも優れると報告されている[28]．エッジ法によるプリサンプリング MTF はスリット法によるプリサンプリング MTF と比べ ESF から LSF へと変換するときに用いる有限要素微分と LSF の非対称性などの誤差から，1 つの ESF または LSF から正確なプリサンプリング MTF は得られなかった．また，同条件の画像をスリット法とエッジ法で求めたプリサンプリング

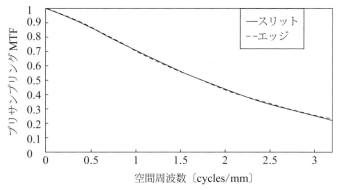

図 6.14　CXDI-40C のプリサンプリング MTF（20 mmAl 付加）の比較

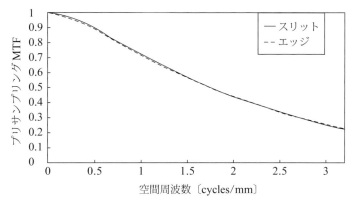

図 6.15　CXDI-40C のプリサンプリング MTF（Al なし）の比較

MTF は図 6.14 と図 6.15 で示したようにナイキスト周波数内でほぼ一致した．このときの最大誤差はナイキスト周波数内で 7% であったが原因として ESF から LSF を作成したとき，LSF の裾の部分をスリット法のように指数関数近似曲線による外挿を行わなかったためと考えられる．ESF から求めた LSF はその時点で誤差を多く含んでいるため，ESF から得た LSF には指数近似を行わなかった．また，エッジの角度を小さくして合成する数をもっと増やすことにより，より高周波まで精度の高い結果が得られる．それらのことを考慮し，X 線束とエッジとのアラインメントによる誤差を考えるとほぼ一致していると考えられる．エッジ法の精度を良くするためにアラインメントやエッジ角度，合成 ESF の精度，LSF の裾野の処理などに十分な注意を払う必要がある．

図 6.16 に CXDI-40C と CXDI-11 のプリサンプリング MTF の比較を示す．

CXDI-40C と CXDI-11 のプリサンプリング MTF を比較すると，CXDI-40C のプリサンプリング MTF の値が CXDI-11 のプリサンプリング MTF よりも良いことがわかる．すなわち，CXDI-40C は CXDI-11 より鮮鋭度が改善されている．

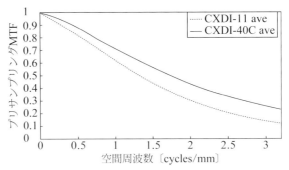

図 6.16　CXDI-40C と CXDI-11 のプリサンプリング MTF の比較

 コラム 1

　MTF は，LSF をフーリエ変換し，得られたスペクトルの絶対値を計算し正規化して求められる．

　このコラムでは，フーリエ変換により，LSF の周波数成分の絶対値である MTF を求める過程が直感的にわかるよう，グラフを用いた説明をする．

　MTF 計測において，標本化間隔 0.01 mm で 256 個のデータを読み取り（全長 $L = 2.56$ mm），図 1（a）のような $LSF(x)$ が得られたとする．$LSF(x)$ は，y 軸に対称な偶関数であるので，式（1）のように，フーリエ余弦成分のみを計算し，絶対値を求めれば $MTF(u)$ が得られる．

$$MTF(u) = \frac{\left| \int_{-\frac{L}{2}}^{\frac{L}{2}} LSF(x) \cos(2\pi(n/L)x) dx \right|}{\int_{-\frac{L}{2}}^{\frac{L}{2}} LSF(x) dx} \tag{1}$$

　ここで，x は位置〔mm〕n/L は LSF に掛け算するコサイン波の周波数を表す．ただし，n は 0 から 128 までの整数とする．

- $n = 0$ のとき，図 1（b）のように $\cos(2\pi(0/L)x)$ は常に 1 となるので，MTF(0) = 1 となる．
- $n = 1$ のときのコサイン波は，データ全長で 1 周期（基本周波数）のコサイン波 $\cos(2\pi(1/L)) = \cos(2\pi 0.390625 x)$ で，図 1（d）のようになる．そして，図 1（a）と（d）を掛け算して得られる図 1（e）の面積を求めて LSF の面積で割ると，MTF(0.390625) = 0.970 が得られる．
- $n = 2$ のときのコサイン波は，第 2 高調波のコサイン波 $\cos(2\pi(2/L)x) = \cos(2\pi(2 \times 0.390625)x)$ で，図 1（f）のようになる．そして，図 1（a）と（f）を掛け算して得られる図 1（g）の面積を求めて，LSF の面積で割ると MTF(0.78125) = 0.886 が得られる．

　この要領で，n を 0 から 128 まで 1 ずつ増やして計算すれば，$MTF(u)$ が次々に求められる．

　なお，$n = 128$ のときの空間周波数 u は，$u = 128/2.56 = 50$〔cycles/mm〕となり，ナイキスト周波数における MTF が求められる．

　図 1 では，$n = 0, 1, 2, 4, 8, 16$ のときのコサイン波をそれぞれ図 1（b），（d），（f），（h），（j），（l）に示し，LSF とそれぞれのコサイン波との積を図 1（c），（e），（g），

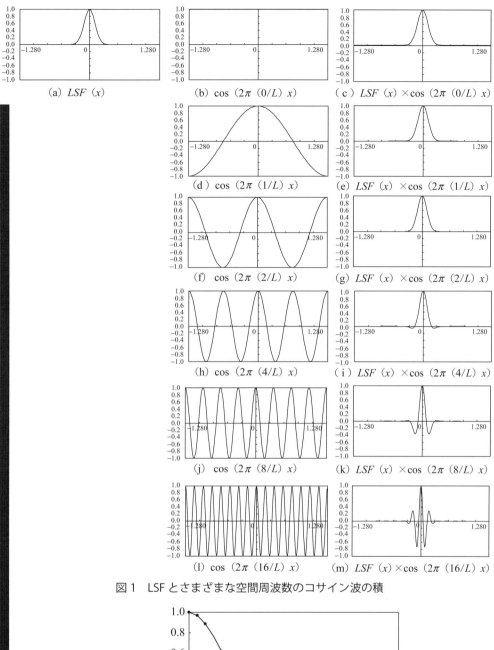

図1 LSFとさまざまな空間周波数のコサイン波の積

図2 MTF

(i), (k), (m)に示した. 図2のMTFは，こうして計算された離散的なMTF値をスムーズに線で結んだものである．MTF曲線上の点は，左から$n = 0, 1, 2, 4, 8, 16$のときのMTF値である．

コラム2

　診療放射線技師国家試験においては，増感紙-フィルム系のMTF計測に関する問題も多く出題されるため，ここでは，増感紙-フィルム系の矩形波チャート法によるMTF計測について簡単に説明する．

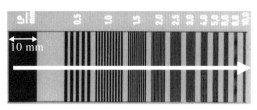

図3　矩形波チャート像

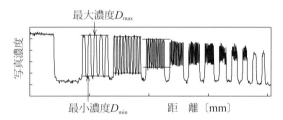

図4　矩形波チャート像と写真濃度分布

　図3に矩形波チャートをX線撮影した画像を示す．各矩形波パターンの空間周波数 [cycles/mm] は図3上部に白文字で写っているとおりであるが，最も左側のパターンは0.05 cycles/mmである．

1. 図3の矩形波チャート像の矩形波に正確に直交する方向にマイクロデンシトメータ（濃度計）で計測した写真濃度の分布を図4に示す．
2. この矩形波の写真濃度分布から，すべての空間周波数における最大濃度 $D_{max}(u)$，最小濃度 $D_{min}(u)$ を，ノイズに気をつけながら読み取る．
3. すべての空間周波数の最大濃度 $D_{max}(u)$，最小濃度 $D_{min}(u)$ を，使用した増感紙-フィルム系の特性曲線を用いて相対X線強度に変換（有効露光量変換）し，求められた各空間周波数での最大強度を $E_{max}(u)$，最小強度を $E_{min}(u)$ とする．
4. 各空間周波数の $E_{max}(u)$，$E_{min}(u)$ を用いて矩形波レスポンスを計算する．

　矩形波レスポンス関数は，式（2）のように，入力コントラストと出力コントラストの比で求められる．ここで，$SWRF(u)$ は矩形波レスポンス関数（square wave response function），C_{in} は入力コントラスト，$C_{out}(u)$ は空間周波数が u [cycles/mm] のときの出力コントラストを表す．

　通常，矩形の幅が十分に広い0.05 cycles/mmにおけるコントラストを入力コントラストとして用いる．

$$SWRF(u) = \frac{C_{out}(u)}{C_{in}}$$

$$C_{in} = \frac{E_{max}(0.05) - E_{min}(0.05)}{E_{max}(0.05) + E_{min}(0.05)}$$

$$C_{\text{out}}(u) = \frac{E_{\max}(u) - E_{\min}(u)}{E_{\max}(u) + E_{\min}(u)} \tag{2}$$

5. このようにして求められた矩形波レスポンス関数を，Coltman（コルトマン）の補正式で正弦波レスポンス関数（MTF）に変換する必要がある．

　矩形波をフーリエ級数展開すると，基本周波数のコサイン波とその高調波のコサイン波との足し合わせで表されるので，矩形波チャートを用いて計測した各空間周波数の矩形波レスポンスには，それぞれの空間周波数の正弦波レスポンス（MTF）と高調波の正弦波レスポンスが足し合わされていると考えることができる．

　Coltman の補正式は，式（3）のように矩形波レスポンス関数から，求めたい空間周波数の正弦波レスポンス関数のみを抽出するための式である．その結果得られた正弦波レスポンス関数の値は，矩形波レスポンス関数の値より低くなる．式（3）において，u は空間周波数，$SWRF(u)$ は矩形波レスポンス関数，$M(u)$ は正弦波レスポンス関数（MTF）を表す．式（3）のようにColtman の補正式は級数であるが，第 4 項まで計算すれば大きな誤差は生じないという報告[17]がある．

$$
\begin{aligned}
\frac{\pi}{4}SWRF(u) &= M(u) - \frac{1}{3}M(3u) + \frac{1}{5}M(5u) - \frac{1}{7}M(7u) + \frac{1}{9}M(9u) - \frac{1}{11}M(11u) + \frac{1}{13}M(13u) - \frac{1}{15}M(15u)\cdots \\
\frac{1}{3}\cdot\frac{\pi}{4}SWRF(3u) &= \quad\quad \frac{1}{3}\Big[M(3u) \quad\quad\quad\quad - \frac{1}{3}M(9u) \quad\quad\quad\quad\quad\quad + \frac{1}{5}M(15u)\cdots\Big] \\
-\frac{1}{5}\cdot\frac{\pi}{4}SWRF(5u) &= \quad\quad\quad\quad -\frac{1}{5}\Big[M(5u) \quad\quad\quad\quad\quad\quad\quad\quad\quad\quad\quad -\frac{1}{3}M(15u)\cdots\Big] \\
\frac{1}{7}\cdot\frac{\pi}{4}SWRF(7u) &= \quad\quad\quad\quad\quad\quad \frac{1}{7}\Big[M(7u) \quad\quad\quad\quad\quad\quad\quad\quad\quad\quad\quad \cdots\Big] \\
0\cdot\frac{\pi}{4}SWRF(9u) &= \quad\quad\quad\quad\quad\quad\quad\quad 0\Big[M(9u) \quad\quad\quad\quad\quad\quad\quad\quad\quad \cdots\Big] \\
\frac{1}{11}\cdot\frac{\pi}{4}SWRF(11u) &= \quad\quad\quad\quad\quad\quad\quad\quad\quad\quad \frac{1}{11}\Big[M(11u) \quad\quad\quad\quad\quad \cdots\Big] \\
-\frac{1}{13}\cdot\frac{\pi}{4}SWRF(13u) &= \quad\quad\quad\quad\quad\quad\quad\quad\quad\quad\quad\quad -\frac{1}{13}\Big[M(13u) \quad\quad \cdots\Big] \\
+)\;-\frac{1}{15}\cdot\frac{\pi}{4}SWRF(15u) &= \quad\quad\quad\quad\quad\quad\quad\quad\quad\quad\quad\quad\quad\quad -\frac{1}{15}\Big[M(15u)\cdots\Big] \\
\hline
M(u) &= \frac{\pi}{4}\left\{SWRF(u) + \frac{SWRF(3u)}{3} - \frac{SWRF(5u)}{5} + \frac{SWRF(7u)}{7} + \frac{SWRF(11u)}{11} - \frac{SWRF(13u)}{13} - \frac{SWRF(15u)}{15}\cdots\right\}
\end{aligned}
$$

(3)

演習問題

問題1 図①,図②のような,異なる点拡がり関数(PSF)をもつ受像システムがある.ただし,この画像の画素サイズは 0.1 mm とし,白いほうが高画素値とする.

図①および②の画像から得られた LSF を図1に示す.また,これらの LSF から求めた MTF を図2,3に示す.

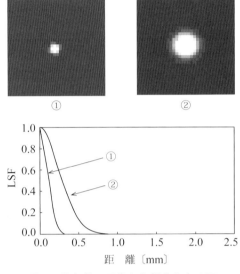

図1 ①と②の画像から得られた LSF

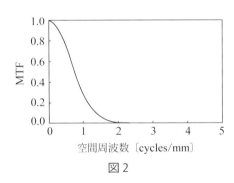
図2

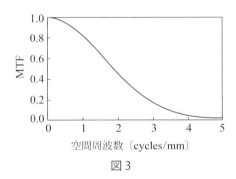
図3

次の中から,誤っているものを2つ選べ.
1. PSF の中心を通る直線上の相対 X 線強度分布が LSF である.
2. ボケが大きいのは図1②の受像システムである.
3. 図1①の MTF は図3である.
4. 画素サイズが 0.1 mm であるので,ナイキスト周波数は 5 cycles/mm である.
5. 解像特性の指標として,空間周波数が 5 cycles/mm の MTF 値がよく用いられる.

問題2 図1のような MTF 特性を持つ5つの線形検出器システムがある.

これらの検出器システムに,図2のように振幅が等しいさまざまな周波数のコサイン波を入力した.図1の1〜5の検出器のうち,図3のような出力分布が得られる検出器システムはどれか.

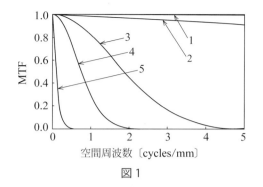

図 1

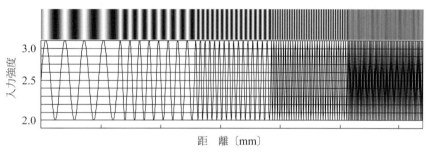

図 2　入力コサイン波（周期は左から，6.4，3.2，1.6，0.8，0.4 mm）

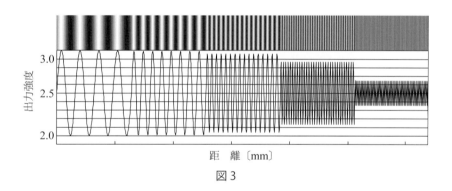

図 3

問題 3　CR の MTF に関して正しいのはどれか．
1. ディジタル特性曲線が直線でも画素値を相対 X 線強度に変換する必要がある．
2. ディジタル MTF で評価することが多い．
3. プリサンプルド MTF はアナログの MTF である．
4. 階調度の高いシステムは MTF が高い．
5. LSF のパワースペクトルで求められる．

問題 4　次のうち正しいのはどれか．
1. LSF のフーリエ変換を変調伝達関数（MTF）という．
2. LSF が偶関数のとき、位相伝達関数（PTF）はすべての空間周波数で 0 となる．
3. MTF を正規化するには、MTF(u) を LSF(x) で割ればよい．
4. プリサンプルド MTF はサンプリングアパーチャを小さくして MTF を計測する方法である．

5. ESF から LSF を求める際に用いる隣接差分の補正は LSF に $\dfrac{1}{\mathrm{sinc}\left(\dfrac{\pi u}{2u_0}\right)}$ をかける.

ただし、u は空間周波数、u_0 はナイキスト周波数を表す.

問題 5 矩形波チャート法による MTF 計測について正しいのはどれか.
1. 矩形波レスポンス関数と MTF は等しい.
2. 有効露光量変換は不要である.
3. 出力コントラストが高いほど MTF が高くなる.
4. 正弦波レスポンス関数にコルトマン補正をして MTF を求める.
5. コルトマン補正をするとレスポンス関数は低くなる.

第7章
画像の解像特性
——解析の実例

　本章では，エッジ法を用いてディジタルマンモグラフィシステムのプリサンプリングMTFを計測する方法を詳しく説明する．MTF計測をするための具体的な方法を説明しているので，大学や専門学校における実験・実習や臨床現場でのMTF計測を行う際の参考になるであろう．

7.1 ディジタルマンモグラフィのプリサンプリング MTF の測定

7.1.1 照射線量（空気カーマ値）の測定 [1-4]

① 照射線量（空気カーマ値）の測定には，読み値の精度（校正係数 2 [4]）が 5% 以下の校正された線量計を使用する．
② X 線の線質は IEC 61267 [5] で定義された標準線質 RQA-M2（Mo/Mo，約 28 kV）を用いる．
③ 照射野内の照射線量のバラツキ（均一性）を確認しておく．
④ 照射線量のレベルは，メーカーが推奨する臨床で実際に使用する照射線量レベルを基準レベルとして，その基準レベルの 2 倍と 1/2 倍の照射線量レベルを加えて，3 点の測定を行う．このとき，システムの設定条件は変えない．
⑤ これらの測定は，中断せず連続して行う．照射線量のレベルの変更は管電流か照射時間あるいは両方を変更して行う．照射時間と照射線量のレベルの変更はディジタル X 線検出器の臨床応用の条件と同じにする．
⑥ 他の臨床条件についても③と同様な測定を行う．

7.2 ディジタル特性曲線の測定と計算 [1-3, 6-8]

① 測定の前に，ディジタル検出器のキャリブレーション（オフセット補正とゲイン補正）が行われていることを確認しておく．
② ディジタル特性曲線を測定するためには，一様曝射を行う．照射線量の測定も同時に行う．照射線量レベルは基準レベルの 0 倍から 2.4 倍まで行う．0 倍のレベルは X 線画像と同じ照射条件で実現できる dark 画像から決定し，基準レベルの 1/5 以下にする．
③ 照射野中心付近の 100 ピクセル × 100 ピクセルの領域の平均ピクセル値を計算して特性曲線を作成する．図 7.1 に測定したディジタル特性曲線の例（GE 2000D（Mo/Mo，30 kV，4 ～ 280 mAs））を示す．

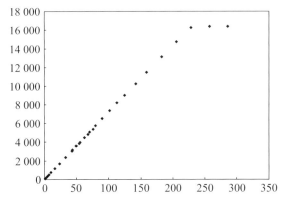

図 7.1　GE 2000D（Mo/Mo，30 kV，4 ～ 280 mAs）のディジタル特性曲線 [8]

7.3　プリサンプリング MTF の測定と計算 [1-3, 6, 8-13]

　高精度にプリサンプリング MTF を測定する方法にはスリット法 [6, 8, 9] とエッジ法 [1-3, 6, 10-13] があるが，ここではエッジ法について解説する．

7.3.1　エッジ法で使用するテスト用被検体 [2]

① エッジ法で MTF を測定するときに図 7.2 の網掛け部で示す厚さ 0.8 mm 以上，長さ 120 mm，幅 60 mm 以上のタングステン（W）板をエッジ用のテスト用被検体（MTF 測定用デバイス）として使用する．

② W 板は，エッジ用のテスト用被検体として使用するので，120 mm のエッジの端面は直角で真直ぐに磨かれている必要があり，エッジをノンスクリーンで X 線撮影した場合，エッジ像のリプルは 5 μm 以下にする．

③ エッジはわずか（1.5 〜 3.0°）に傾ける．この配置は，水平方向の MTF を測定するときの配置である．

④ これらを検出器表面に密着して設定し，外側の一点鎖線で示す照射野（100 mm × 100 mm）で照射して，MTF の計算には，内側の点線で示す ROI（25 mm × 50 mm）内のデータを使用する．

7.3.2　エッジ法によるプリサンプリング MTF の測定と計算 [1-3, 11-13]

　エッジ法でプリサンプリング MTF を測定するために，7.3.1 項に示したテスト用被検体（MTF 測定用デバイス）などを検出器の表面に密着し，長さ 120 mm のエッジの中心をディテクタの胸壁端から 50 mm の線上の中心点に一致させ，エッジ角度を $\theta = 1.5°$ から $\theta = 3°$ 以内で傾けて，7.1 節の照射条件に従ってエッジ像を撮影する．この撮影を水平方向と垂直方向の 2 方向について行う．

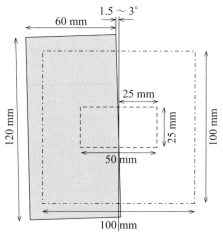

図 7.2　エッジ法による MTF 測定に用いるテスト用被検体 [2]

合成 ESF（edge spread function）はエッジ像の 2 次元ディジタルデータから推定したエッジ角度 θ の方向に沿って 1 次元のサブピクセルの配列（大きさ：$N = \dfrac{1}{\tan \theta}$ の値に最も近い整数）に再投影することで得られる（**図 7.3**）．エッジはピクセルの配列に対して斜めに置かれているので，エッジと重なる個々の列はエッジの位置に対して相対的にずれている．そのため，位相を移動させた多くの列の平均はエリアシングのない合成 ESF を取得するのに利用できる．すなわち，撮影したエッジ像のディジタルデータを再投影して，任意のサブサンプリングピッチ $x_n = n\left(\dfrac{\Delta x}{N}\right)$（$\Delta x$：ピクセルサイズ）で再サンプリングを行い，合成 $ESF(x_n)$ を作成し，これをカーネル $[-1, 0, 1]$ あるいは $[-0.5, 0, 0.5]$ を使用し微分して合成 LSF を求め，スムージング補正を行った後，フーリエ変換してプリサンプリング MTF を求める．ノイズを減らすためには，合成 $ESF(x_n)$ を何本も作成し，平均化してから合成 LSF を求めるとよい．

図 7.4 と**図 7.5** に各種タイプの乳房用 X 線装置の MTF の比較[8, 14]を示す．図 7.4 はイメージングプレート（IP）を使った Fuji の片面（HR-V）および両面（HR-BD）集光式のコンピューテッドラジオグラフィ（CR）システム，CsI：Tl の蛍光体を使用した間接型フラットパネルディテクタ（FPD）システム GE 2000D（Mo/Mo）とスクリーン・フィルム（S-F）システム Kodak Min R 2000 の MTF の比較[8]である．

図 7.5 の左図はスクリーン・フィルムシステムの MTF で，FS が焦点と幾何学的拡大による MTF，S-F がスクリーン・フィルムの MTF，Total がスクリーン・フィルムシステム全体の MTF を示している．また，右図の Type2 は IP を

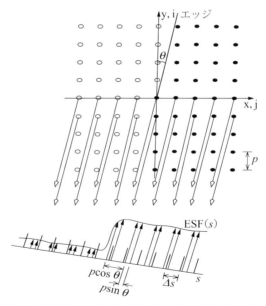

図 7.3　2 次元エッジ像のエッジ角度 θ の方向に沿っての 1 次元サブピクセル配列への再投影[11]

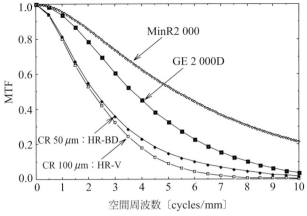

図 7.4 Fuji CR：HR-V, CR：HR-BD, GE 2000D と Kodak Min R 2000 の MTF の比較 [8]

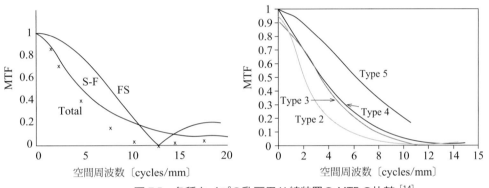

図 7.5 各種タイプの乳房用 X 線装置の MTF の比較 [14]

使った両面集光式の CR システムの MTF, Type3 は CsITl の蛍光体を使用した間接型 FPD システムの MTF, Type4 は CsI：Tl の蛍光体と 1 次元配列の CCD を光ファイバーで直結したラインスキャンシステムの MTF, Type5 はアモルファスセレン（α-Se）を使用した直接型 FPD システムの MTF の比較 [14] である.

演習問題

問題1 ディジタル画像のMTFに関して正しいものはどれか.
1. ディジタル特性曲線が直線なら相対X線強度に変換する必要はない.
2. プリサンプルドMTFで評価する.
3. ディジタルMTFはエリアシング誤差が含まれない.
4. 階調度の高いシステムはMTFが高い.
5. LSFのパワースペクトルで求められる.

問題2 エッジ法によるディジタル画像のMTF計測について正しいものを2つ選べ.
1. エッジとX線中心は一致させる.
2. ESF（edge spread function）を微分するとLSF（line spread function）が得られる.
3. 相対X線強度への変換は不要である.
4. MTFを求めるためにコルトマンの補正が必要である.
5. 主走査方向のプリサンプルドMTFを求めるとき，金属エッジは主走査方向と平行に配置する.

第8章
画像のノイズ特性
——解析の原理と方法

　医用X線画像の雑音特性の良し悪しは，低コントラスト陰影の検出能に大きく影響するため，雑音特性の評価に関する理論と計測法の理解は重要である．本章では，医用画像の基本特性の1つである雑音特性（粒状性）を評価するためのRMS粒状度，ウィナースペクトル（Wiener spectrum：WS）についての理論と計測法について解説する．

8.1 粒状性（雑音特性）[1-3]

　増感紙-フィルム系の場合，一様にX線を照射して得られたX線フィルム上の黒化銀の分布は一様ではない．この画像をよく見ると黒化銀の集まりが不規則に観察できる．これらのざらつきを**粒状**（mottle）といい，粒状の示す性質を粒状性または**雑音**（noise）**特性**という．ここで，ノイズの構成についても述べておく．増感紙-フィルム系におけるノイズの構成は**表 8.1** に示す．X線量子モトルは増感紙に吸収されたX線光子の数や分布が統計的に揺らぐことに起因する．増感紙の構造モトルは増感紙の蛍光体構造の不均一性に関係している．フィルムの粒状はX線フィルム自体のもつ粒状を表す．X線画像のモトルの大部分はX線量子モトルである．これらの関係をウィナースペクトル上で表すと**図 8.1** のようになる．

表 8.1　増感紙フィルム系におけるノイズ構成

X線写真モトル（radiographic mottle）		
増感紙モトル（screen mottle）		フィルムの粒状（film graininess）
X線量子モトル（quantum mottle）	増感紙の構造モトル（structure mottle）	

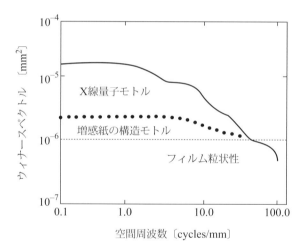

図 8.1　ウィナースペクトルのノイズ構成

　これらの特性を物理的に評価する方法に **RMS**（root mean square）**粒状度**，**ウィナースペクトル**（Wiener spectrum）などの手法があるが，これらは心理的粒状度と区別されている．RMS粒状度とウィナースペクトルの手法にはそれぞれ長所があり，前者は比較的簡単な手法であることがあげられ，後者は空間周波数領域におけるノイズの分析ができることにある．

　画像はノイズに強い影響を受ける．その例を**図 8.2** に示す．図 8.2 に示すように，ノイズレベルが高いと信号はノイズに埋もれてしまう．

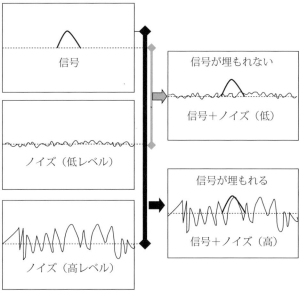

図 8.2 雑音（ノイズ）と信号の関係

8.2 RMS 粒状度 [1-3]

マイクロデンシトメータで X 線フィルムを走査して得た写真濃度の分布を $f(x)$ とすると，十分に長い範囲 L での平均値 $\overline{f(x)}$ を求めると

$$\overline{f(x)} = \frac{1}{L}\int_{-\frac{L}{2}}^{\frac{L}{2}} f(x)\,dx \tag{8.1}$$

となる．また，$f(x)$ から平均値 $\overline{f(x)}$ を差し引いた変動分を $\Delta f(x) = f(x) - \overline{f(x)}$ とすると，その分散 σ^2 は

$$\sigma^2 = \frac{1}{L}\int_{-\frac{L}{2}}^{\frac{L}{2}} \Delta f(x)^2\,dx \tag{8.2}$$

この分散 σ^2 の平方根 σ を標準偏差といい，この σ で RMS 粒状度を表す．すなわち，

$$\sigma = \sqrt{\frac{1}{L}\int_{-\frac{L}{2}}^{\frac{L}{2}} \Delta f(x)^2\,dx} \tag{8.3}$$

となる．

また，式（8.2）を展開すると

$$\begin{aligned}
\sigma^2 &= \frac{1}{L}\int_{-\frac{L}{2}}^{\frac{L}{2}} \Delta f(x)^2 dx = \frac{1}{L}\int_{-\frac{L}{2}}^{\frac{L}{2}} \{f(x) - \overline{f(x)}\}^2 dx \\
&= \frac{1}{L}\int_{-\frac{L}{2}}^{\frac{L}{2}} f(x)^2 dx - 2\left\{\frac{1}{L}\int_{-\frac{L}{2}}^{\frac{L}{2}} f(x)\overline{f(x)}dx\right\} + \frac{1}{L}\int_{-\frac{L}{2}}^{\frac{L}{2}} \overline{f(x)}^2 dx \\
&= \overline{f(x)^2} - 2\overline{f(x)}^2 + \overline{f(x)}^2 = \overline{f(x)^2} - \overline{f(x)}^2
\end{aligned}$$

となり，

$$\overline{f(x)^2} = \sigma^2 + \overline{f(x)}^2 \tag{8.4}$$

が導かれる．これは，$f(x)$ の 2 乗の平均値が分散と平均値の 2 乗の和になることを意味する．

いま，微小部分の写真濃度 D の変動の状況を測定するとき，測定点の数 N，測定濃度値を D_i とし，その平均値を $\overline{D}$ とすると，この D_i と $\overline{D}$ との差（偏差）を $\Delta D_i = D_i - \overline{D}$ とすれば，RMS 粒状度 $\sigma(D)$ は

$$\sigma(D) = \sqrt{\frac{\Sigma(\Delta D_j)^2}{N}} \tag{8.5}$$

と表せる．ただし，RMS 粒状度 $\sigma(D)$ はマイクロデンシトメータの走査開口およびフィルムの濃度によって変化するので，走査開口寸法とフィルムの濃度を付記する必要がある．

8.3 自己相関関数 [1-3]

$f(x)$ を写真濃度分布とすると，**自己相関関数**（autocorrelation function）$C(\xi)$ は

$$C(\xi) = \frac{1}{L} \int_{-\frac{L}{2}}^{\frac{L}{2}} f(x)f(x+\xi)\,dx \tag{8.6}$$

で定義され，写真の濃度変動の粗さや細かさを表現していて，$f(x)f(x+\xi)$ の平均値を求めることを意味する．すなわち，$\xi = 0$ を式（8.6）に代入すると

$$C(0) = \frac{1}{L} \int_{-\frac{L}{2}}^{\frac{L}{2}} f(x)^2 dx = \overline{f(x)^2} \tag{8.7}$$

となり，$f(x)$ の 2 乗平均値と一致する．

また，$f(x)$ から平均値 $\overline{f(x)}$ を差し引いた変動分 $\Delta f(x) = f(x) - \overline{f(x)}$ の自己相関関数 $C_\Delta(\xi)$ は

$$C_\Delta(\xi) = \frac{1}{L} \int_{-\frac{L}{2}}^{\frac{L}{2}} \Delta f(x) \Delta f(x+\xi)\,dx \tag{8.8}$$

となる．

また，式（8.8）を展開すると

$$\begin{aligned}
C_\Delta(\xi) &= \frac{1}{L} \int_{-\frac{L}{2}}^{\frac{L}{2}} \Delta f(x) \Delta f(x+\xi)\,dx \\
&= \frac{1}{L} \int_{-\frac{L}{2}}^{\frac{L}{2}} \{f(x) - \overline{f(x)}\}\{f(x+\xi) - \overline{f(x+\xi)}\}\,dx \\
&= \frac{1}{L} \int_{-\frac{L}{2}}^{\frac{L}{2}} f(x)f(x+\xi)\,dx - \frac{1}{L} \int_{-\frac{L}{2}}^{\frac{L}{2}} \overline{f(x)}f(x+\xi)\,dx \\
&\quad - \frac{1}{L} \int_{-\frac{L}{2}}^{\frac{L}{2}} f(x)\overline{f(x+\xi)}\,dx + \frac{1}{L} \int_{-\frac{L}{2}}^{\frac{L}{2}} \overline{f(x)}\,\overline{f(x+\xi)}\,dx \\
&= C(\xi) - \overline{f(x)}^2 - \overline{f(x)}^2 + \overline{f(x)}^2 = C(\xi) - \overline{f(x)}^2
\end{aligned}$$

ここで，$\xi = 0$ を代入し，式（8.4）を用いると

$$C_\Delta(0) = C(0) - \overline{f(x)}^2 = \overline{f(x)^2} - \overline{f(x)}^2 = \sigma^2 \tag{8.9}$$

となり，$f(x)$ の分散と一致する．

8.4　ウィナースペクトル [1-3]

　ウィナースペクトル（Wiener spectrum）は，ノイズパワースペクトル（noise power spectrum）とも呼ばれる．

　ウィナースペクトルを求める方法は，マイクロデンシトメータでX線フィルムを走査して得た写真濃度の分布 $f(x)$ からその平均値 $\overline{f(x)}$ を差し引いた変動分 $\Delta f(x)$ を直接フーリエ変換して求める方法と，自己相関関数をフーリエ変換して求める方法とがある．マイクロデンシトメータで得た写真濃度は平行光濃度であるので，装置によって異なり比較ができない．そこで，比較を可能にするために拡散光濃度に変換してウィナースペクトルを求める．ある空間周波数でウィナースペクトルの値が大きいとは，ノイズのレベルが高い（粒状性が悪い）ことを意味する．ちなみに，RMS粒状度とウィナースペクトル $WS(u)$ の間には式（8.13）に示すような関係があり，ウィナースペクトルの面積が，分散つまりRMS粒状度の2乗に対応することが知られている．

　すなわち，変動分 $\Delta f(x)$ の自己相関関数をフーリエ変換してWSを求める方法は

$$WS(u) = \int_{-\infty}^{\infty} C_{\Delta}(\xi) \exp(-2\pi i u \xi) \, d\xi$$

$$= \int_{-\infty}^{\infty} \left\{ \frac{1}{L} \int_{-\frac{L}{2}}^{\frac{L}{2}} \Delta f(x) \Delta f(x+\xi) \, dx \right\} \exp(-2\pi i u \xi) \, d\xi$$

$$= \int_{-\infty}^{\infty} \left\{ \frac{1}{L} \int_{-\frac{L}{2}}^{\frac{L}{2}} \Delta f(x) \Delta f(x+\xi) \exp(2\pi i u x) \exp\{-2\pi i u (x+\xi)\} \, dx \right\} d\xi$$

$$= \frac{1}{L} \int_{-\frac{L}{2}}^{\frac{L}{2}} \Delta f(x) \exp(2\pi i u x) \left\{ \int_{-\infty}^{\infty} \Delta f(x+\xi) \exp\{-2\pi i u (x+\xi)\} \, d\xi \right\} dx$$

ここで，$X = x + \xi$ とおいて，$dX = d\xi$ とすると，

$$WS(u) = \frac{1}{L} \int_{-\frac{L}{2}}^{\frac{L}{2}} \Delta f(x) \exp(2\pi i u x) \left\{ \int_{-\infty}^{\infty} \Delta f(X) \exp(-2\pi i u X) \, dX \right\} dx$$

ここで，式（3.14）より十分に長い L の範囲でフーリエ変換可能であれば，

$$\Delta F(u) = \int_{-\frac{L}{2}}^{\frac{L}{2}} \Delta f(X) \exp(-2\pi i u X) \, dX$$

とおけるので

$$WS(u) = \frac{\Delta F(u)}{L} \int_{-\frac{L}{2}}^{\frac{L}{2}} \Delta f(x) \exp(2\pi i u x) \, dx$$

となる．ここで，$\Delta F(u)$ の共役複素数 $\Delta F^{*}(u)$ は

$$\Delta F^{*}(u) = \int_{-\frac{L}{2}}^{\frac{L}{2}} \Delta f(x) \exp(2\pi i u x) \, dx$$

なので

$$WS(u) = \frac{1}{L} \Delta F(u) \Delta F^{*}(u) = \frac{1}{L} |\Delta F(u)|^2 \tag{8.10}$$

と求まる．

　また，自己相関関数をフーリエ変換して求める方法は

$$C_\Delta(\xi) = \int_{-\infty}^{\infty} WS(u) \exp(2\pi i u\xi) \, du \tag{8.11}$$

$$WS(u) = \int_{-\infty}^{\infty} C_\Delta(\xi) \exp(-2\pi i u\xi) \, d\xi \tag{8.12}$$

となる．この関係を**ウィナー・ヒンチンの定理**（Wiener-Khintchine's theorem）という．

ここで，$\xi = 0$ を式（8.11）に代入し，式（8.9）を用いると

$$C_\Delta(0) = \int_{-\infty}^{\infty} WS(u) \, du = 2\int_{0}^{\infty} WS(u) \, du = \sigma^2 \tag{8.13}$$

となる．

この関係は，RMS粒状度が同じでもウィナースペクトルが違う場合があるということを表す．図 8.3 に示すように，4つの異なる写真濃度分布とそれらのウィナースペクトルの模式図を図 8.4 に示す．図 8.3（a）は濃度変動が緩やかな写真濃度分布，図（b）は細かくシャープな写真濃度分布，図（c），（d）はそれぞれ図（a），（b）の振幅を小さくした写真濃度分布である．ここで，図（a）と図（d）でウィナースペクトルの面積が等しいとすると，異なるウィナースペクトルを示すにもかかわらず RMS 粒状度は同じ値となるのである．このことから，RMS 粒状度はノイズ特性の一部を表しているにすぎず，正確で詳細なノイズの解析か必要な場合にはウィナースペクトルが有用である．

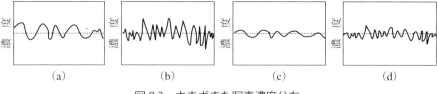

図 8.3 さまざまな写真濃度分布

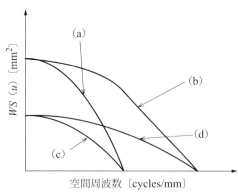

図 8.4 ウィナースペクトルと信号の関係

8.5　ディジタル画像システムでのノイズ特性の考え方

ディジタル画像システムのノイズ特性の評価も増感紙−フィルム系と同様に RMS 粒状度による簡便法や，ウィナースペクトル法を用いることができる．

ノイズの主な原因はX線量子モトルのほか，X線検出器の構造ノイズ，輝尽発光の光量子ノイズ，電気系ノイズ，量子化ノイズなどの多くがある．これらのうちX線検出器の構造ノイズ，電気系ノイズ，量子化ノイズは撮影線量に依存せず，一定の値を示すため固定ノイズと呼ばれる．さらに，システム全体を考えると画像表示部のノイズも付加して考えなければならない．Gigerら[4,5]が示したディジタル画像システムの総合的な2次元のウィナースペクトル（オーバーオールウィナースペクトル $WS_{overall}(u, v)$）を式（8.14）に示す．

$$WS_{overall}(u,v) = \left\{ \left[WS_A(u,v) \times |MTF_S(u,v)|^2 \right] * \sum_{m=-\infty}^{\infty} \sum_{n=-\infty}^{\infty} \delta\left(u - \frac{m}{\Delta x}, v - \frac{n}{\Delta y}\right) \right\} \times |MTF_F(u,v)|^2 \times |MTF_D(u,v)|^2 + WS_E(u,v) \quad (8.14)$$

ここで，{ }内がディジタルウィナースペクトルであり，[ ]内がプリサンプリングウィナースペクトル（サンプリングする前のウィナースペクトル）である．$WS_A(u, v)$ はアナログ成分のウィナースペクトルで，通常，X線量子モトルが大きな割合を示す．$MTF_S(u, v)$，$MTF_F(u, v)$，$MTF_D(u, v)$ はそれぞれ，サンプリングアパーチャ，画像処理フィルタ，ディスプレイアパーチャのレスポンスを示す．また，$WS_E(u, v)$ は画像出力部の付加ノイズである．ところが現在のウィナースペクトルの測定は，アナログ系であってもA/D変換器等でディジタル化して数値計算により求めているので，本質的にはディジタル系の測定方法と異なるものではない．プリサンプリングウィナースペクトルはエリアシングエラーを含まないので，DR（Digital Radiography）のノイズ特性を調べるには適したものであるが，プリサンプリングMTFのように画素を合成してサンプリング間隔を狭くする方法は現時点ではない．そこで，ディジタル値から直接計算したディジタルウィナースペクトル（WS）による評価が役立つと考えられている．つまり，エリアシングの効果が小さいときはプリサンプリングWSとディジタルWSはほぼ等しいので，ディジタルWSによるノイズ解析が行われている．さらに，オーバーオール $WS_{overall}$ には画像処理の MTF_F の2乗と画像表示部の MTF_D の2乗がかかってくるので，高い空間周波数域におけるエリアシングの影響は無視できるくらいに小さくなる．このような場合にはオーバーオール $WS_{overall}$ による評価も有効であり，画像処理の効果やディスプレイ部の影響を含んだシステム全体のノイズ特性を調べることができる．

演習問題

問題 1 X線画像の粒状性について正しいものを選べ.
1. 受像システムのグラディエント G が大きいとよくなる.
2. 受像システムの MTF が大きいほうがよい.
3. サンプリングアパーチャの MTF が大きいほうがよい.
4. 撮影時の X 線量が少ないほうがよい.
5. 散乱線が増えると向上する.

問題 2 次のうち正しいのはどれか. 2 つ選べ.
1. 2 cycles/mm のウィナースペクトルは RMS 粒状度と同じ値になる.
2. 自己相関関数のフーリエ変換がウィナースペクトルである.
3. 相互相関関数のフーリエ変換がパワースペクトルである.
4. 濃度変動分布 $\Delta f(x)$ のずらし幅 0 の自己相関係数 $C\Delta(0)$ は RMS 粒状度の 2 乗と等しい.
5. X 線画像の雑音に最も大きな影響をおよぼすのは IP の構造モトルである。

問題 3 次のうち正しいのはどれか.
1. ウィナースペクトル値が大きいほど雑音特性が良い.
2. 検出器システムが全くボケない場合, 雑音はホワイトノイズとなる.
3. 雑音評価にはプリサンプルド WS が用いられる.
4. オーバーオール WS には, エリアシング誤差が含まれない.
5. サンプリングアパーチャが小さい程, 高空間周波数でのディジタルウィナースペクトル値が小さくなる.

第9章
画像のノイズ特性
──解析の実例

　本章では，前章で述べた雑音特性の評価法のうちウィナースペクトル計測法について解説する．ディジタル画像のウィナースペクトルの計測方法を具体的に説明しているので，大学や専門学校での実験・実習や臨床現場でのウィナースペクトル計測をする際の参考になるであろう．

9.1 2次元ウィナースペクトルの断面と投影

2次元のウィナースペクトル $WS(u,v)$ は，第8章の式 (8.10)〜(8.13) を2次元に拡張したもので，

$$WS(u,v) = \int_{-\infty}^{\infty}\int_{-\infty}^{\infty} C_\Delta(\xi,\eta)\exp(-2\pi i(u\xi+v\eta))d\xi d\eta \tag{9.1}$$

$$C_\Delta(\xi,\eta) = \int_{-\infty}^{\infty}\int_{-\infty}^{\infty} WS(u,v)\exp(2\pi i(u\xi+v\eta))dudv \tag{9.2}$$

または，

$$WS(u,v) = \frac{1}{LM}\Delta F(u,v)\Delta F^*(u,v) = \frac{1}{LM}|\Delta F(u,v)|^2 \tag{9.3}$$

$$F(u,v) = \int_{-\frac{M}{2}}^{\frac{M}{2}}\int_{-\frac{L}{2}}^{\frac{L}{2}} \Delta f(x,y)\exp(-2\pi i(u\xi+v\eta))dxdy \tag{9.4}$$

と表される．

式 (9.1) の2次元 WS の $WS(u,v)$ で，$v=0$ の断面をとると

$$WS(u,0) = \int_{-\infty}^{\infty}\left\{\int_{-\infty}^{\infty} C_\Delta(\xi,\eta)d\eta\right\}\exp(-2\pi iu\xi)d\xi \tag{9.5}$$

とかける．この { } 内は ξ の関数

$$C_{\Delta P}(\xi) = \int_{-\infty}^{\infty} C_\Delta(\xi,\eta)d\eta \tag{9.6}$$

である．これを2次元自己相関関数 $C_\Delta(\xi,\eta)$ の η 方向の投影（projection）という．図 **9.1** (a) の下の図では，(ξ,η) 平面上に，高さ方向に $C_\Delta(\xi,\eta)$ を描いてある．ここで，η 軸に平行な面で $C_\Delta(\xi,\eta)$ を切断すると，その断面の面積が $C_{\Delta P}(\xi)$ である．$C_{\Delta P}(\xi)$ を ξ の関数としてプロットすると，図9.1 (a) の上のようになる．

式 (9.5) と式 (9.6) をみると，$WS(u,0)$ は，$C_{\Delta P}(\xi)$ の1次元フーリエ変換になっている．この逆変換

$$C_{\Delta P}(\xi) = \int_{-\infty}^{\infty} WS(u,0)\exp(2\pi iu\xi)du \tag{9.7}$$

も成り立つ．すなわち，

$$C_{\Delta P}(\xi) \Leftrightarrow WS(u,0) \tag{9.8}$$

である．$WS(u,0)$ は，$C_\Delta(\xi,\eta)$ の2次元フーリエ変換 $WS(u,v)$ の $v=0$ の断面である．η と v は同じ方向の座標と空間周波数であるから，一般に次のようにいえる．

2次元関数の，ある方向への投影と，その関数の2次元フーリエ変換のその方向に直角方向の断面とは，1次元フーリエ変換対になっている．

$C_\Delta(\xi,\eta)$ と $WS(u,v)$ の立場を入れ替えると次のことがいえる．

2次元フーリエ変換の，ある方向への投影と，その関数のその方向に直角方向の断面とは，1次元フーリエ変換対になっている．投影方向を η 方向とすれば

$$C_\Delta(\xi,0) = \int_{-\infty}^{\infty} WS_p(u)\exp(2\pi iu\xi)du \tag{9.9}$$

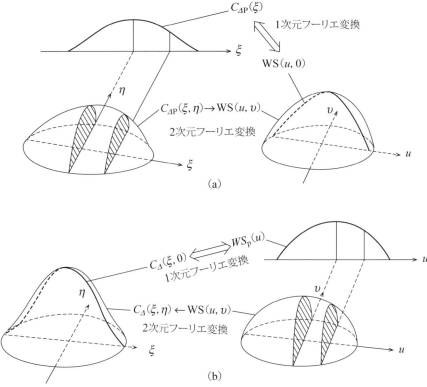

図 9.1　断面と投影との関係

$$WS_p(u) = \int_{-\infty}^{\infty} C_\Delta(\xi, 0) d\eta \exp(-2\pi i u \xi) d\xi \tag{9.10}$$

も成り立つ．すなわち，

$$C_\Delta(\xi, 0) \Leftrightarrow WS_p(u) \tag{9.11}$$

である．この様子を図 9.1（b）に示す．

9.2　仮想スリット法によるウィナースペクトルの測定 [1]

　図 **9.2** に示すように，仮想スリットの幅方向を x 軸にとり幅を a とし，長さ方向を y 軸にとり長さを M とする．こうすると走査（トレース）方向は x 方向になる．走査する長さを L とする．M が粒状の寸法に比べて十分大きくて，しかも，a が粒状の寸法よりも十分小さければ，仮想スリットで走査した曲線は，投影

$$\Delta f_p(x) = \int_{-\infty}^{\infty} \Delta f(x, y) dy \tag{9.12}$$

に相当する量となる．ただし，仮想スリット内でのピクセル値の平均値を測定するので，測定した曲線の平均値からのずれ $\Delta f_p'(x)$ と，投影 $\Delta f_p(x)$ の間には

$$\Delta f_p'(x) = \frac{1}{M}\int_{-\infty}^{\infty} \Delta f(x, y) dy = \frac{1}{M}\Delta f_p(x) \tag{9.13}$$

の関係がある．したがって，$\Delta f_p'(x)$ を使って求めた自己相関関数 $C'_{\Delta P}(\xi)$ は，

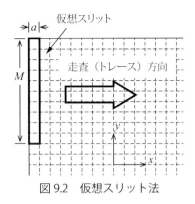

図 9.2 仮想スリット法

$$C'_{\Delta P}(\xi) = \frac{1}{L} \int_{-\frac{L}{2}}^{\frac{L}{2}} \Delta f_p'(x) \Delta f_p'(x+\xi) dx$$

$$= \frac{1}{LM} \int_{-\frac{L}{2}}^{\frac{L}{2}} \Delta f_p(x) \Delta f_p(x+\xi) dx = \frac{1}{M} C_{\Delta P}(\xi) \tag{9.14}$$

となる．したがって，この両辺の 1 次元フーリエ変換をとると，

$$C'_{\Delta P}(\xi) = \frac{1}{M} C_{\Delta P}(\xi) \Leftrightarrow WS'(u) = \frac{WS_p(u)}{M} = \frac{WS(u,0)}{M} \tag{9.15}$$

となる．すなわち，$\Delta f_p'(x)$ の自己相関関数 $C'_{\Delta P}(\xi)$ をフーリエ変換して，$WS'(u)$ を作り，その縦軸に仮想スリットの長さ M をかけると，粒状の 2 次元 WS の断面 $WS_p(u) = WS(u,0)$ が求まる．

つぎに，フーリエ変換して 2 乗する方法ではどうなるかを調べる．式（9.13）の両辺のフーリエ変換を作ると

$$\Delta f_p'(x) = \frac{1}{M} \Delta f_p(x) \Leftrightarrow F'(u) = \frac{F(u,0)}{M} \tag{9.16}$$

の関係があるので，$\Delta f_p'(x)$ から求めた WS を $WS'(u)$ とすると，

$$WS'(u) = \frac{1}{L} |F'(u)|^2 = \frac{|F(u,0)|^2}{LM^2} = \frac{WS_p(u)}{M} = \frac{WS(u,0)}{M} \tag{9.17}$$

となる．すなわち，この方法で $WS'(u)$ を求めても，前の方法と同様に，これを M 倍すれば，2 次元 WS の断面 $WS_p(u) = WS(u,0)$ になる．

仮想スリット法は 256 × 256 マトリックスのピクセル値のデータを照射線量値に変換した後，仮想の細長いスリット（幅 1 ピクセルで長さ 19 ピクセル）を用い，順に隣のピクセルに移動させて 256 × 256 のマトリックスのデータをスキャンしながら，それぞれの位置でのスリット領域内の平均ピクセル値を求める方法である．ここで，仮想スリットサイズは 1 × 19 としたが，そのサイズはあらかじめ WS が飽和するようなサイズを調べておく．その後，16 枚（スキャンした数）の表計算スプレッドシートに 256 列のデータを並べていく．これを次節に述べるトレンド除去処理を行って，バラツキを求め高速フーリエ変換して絶対値を 2 乗した後，仮想スリットのスリット補正を行ってウィナースペクトル（WS）を求め，16 個のウィナースペクトルを平均して，その画像のウィナースペクトルとする．仮想スリットが縦長の場合，画像の横方向の 1 次元ウィナースペクトルが得られる．

9.2.1 トレンド除去処理を行わない場合と行う場合の WS の求め方

図 9.3 に示すように，トレンド（成分）とは，照射ムラや現像ムラなどで生じる，ゆっくり変化する（ごく低周波の）成分のことをいい，それを取り除く処理をトレンド除去やトレンド補正という．具体的には，スリットトレースから多項式近次曲線を求め，その近次曲線をオリジナルのトレースから減算すればよい．

トレンド除去処理を行わない場合は，仮想スリットをスキャンした後，256 個の照射線量値データの平均値をとり，それぞれのデータから平均値を引いて，揺らぎ成分を求め，これを高速フーリエ変換する．

トレンド除去処理を行う場合は，仮想スリットをスキャンした後，256 個のデータを 3 次の近似式を用いて近似し，その近似式との差分をとって，トレンド除去処理をしてから揺らぎ成分を求め，これを高速フーリエ変換する．

図 9.4 と **図 9.5** にトレンド除去処理を行わない場合と行った場合の WS の違いについて，CXDI-40C と CXDI-11 の両 FPD 装置におけるディジタル WS を示す．

WS であるが仮想スリット法でトレンド除去処理を行わない場合と行った場合で，測定した WS は CXDI-40C，CXDI-11 ともに低空間周波数のときに多少の誤差があるが，それ以外はほぼ一致した．このことから，トレンド除去処理の近似式を作成して施したものでも，トレンド除去処理を行わずに求めたものでも WS の結果に影響はなかった．その理由として，この試料にそれほど大きなトレ

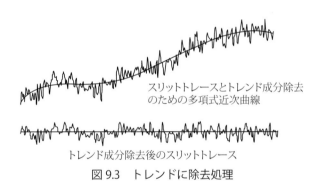

図 9.3　トレンドに除去処理

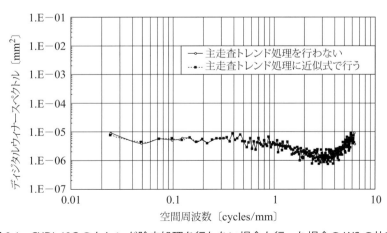

図 9.4　CXDI-40C のトレンド除去処理を行わない場合と行った場合の WS の比較

第9章 画像のノイズ特性―解析の実例

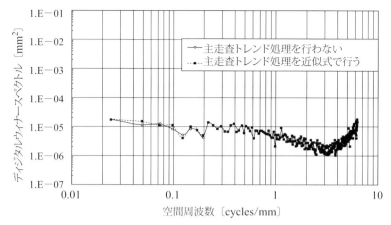

図9.5 CXDI-11 トレンド除去処理を行わない場合と行った場合の WS の比較

ンドがなかったことがあげられる．その場合，トレンド除去処理は必要ない．つまり，WS を求める際は，まずトレンド除去を行わないで WS を計算し，その試料にトレンドがある場合のみトレンド除去処理を行うのがよい．また，WS はトレンド除去処理の有無にかかわらず，副走査は主走査よりも少しだけ大きな値となった．

9.3　2次元高速フーリエ変換法による WS の計算 (IEC の計算法) [2-4]

仮想スリット法を用いた WS の計算法以外に，2 次元フーリエ変換を用いた WS の計算法があり，IEC の DQE 測定では標準とされている計算法である．測定しようとする検出器面上に 256 × 256 マトリックスの ROI を取り，ROI 内の各ピクセル値の揺らぎ成分を求めて，これを 2 次元高速フーリエ変換する．この際，ROI は図 9.6 に示すように 128 画素ずつずらしていき，検出器全体の多くの ROI についてディジタル WS を算出しないと，精度に影響する．しかし，ここでは仮想スリット法と同様に，検出面全体が一様であるとして，検出面中心だけの 256 × 256 の ROI を 1 つ使用してディジタルウィナースペクトル (WS) を算出した．具体的には 256 × 256 マトリックスのピクセル値のデータを照射線量のデータに変換し，揺らぎを求めてから 2 次元高速フーリエ変換 (FFT) を行って，その結果の中心から必要な周波数軸の 1 断面のデータを取得して係数を掛け，1 次元の WS とした．なお，空間周波数の最小ピッチは $1/(256 \times 0.16)$ である．1 断面のデータの取得の際，空間周波数が u，v 両軸の 1 次元の WS を算出するのに，FFT 後の v 軸が 0 のラインそのままのデータを使用したものと，IEC 規格の u 軸を挟む 14 ラインのデータを用いて周波数ビンに振り分け，ビン内

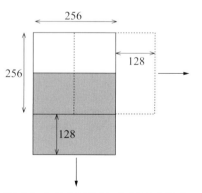

図 9.6　2次元 FFT における ROI の取り方 (IEC 62220-1) [2]

部の平均値を計算してから画素ピッチで規格化したものとを計算した．そのときの周波数ビンの幅は

$$f_{\text{int}} = \pm 0.01/\text{pixelpitch} \ [\text{mm}]$$

とした．この方法を図 9.7 に示す．

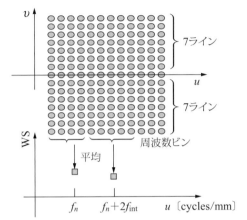

図 9.7　2 次元 WS から 1 次元の WS を求める方法 [3]

9.4　1 次元仮想スリット法と 2 次元 FFT 法により求めた WS の比較

図 9.8 に仮想スリット法により求めた WS と 2 次元 FFT 法により求めた WS，2 次元 FFT 法で周波数ビンを用いずに求めた WS の比較を示す．

図 9.9 に CXDI-40C と CXDI-11 の WS の比較を示す．

2 次元 FFT 法によって 2 次元の WS を求めてから 1 断面の WS を求めたが，求めたい空間周波数の u 軸を挟む 14 ラインのデータを用いて周波数ビン内で平均化したものと，仮想スリット法で求めた WS が一致した．しかし，周波数ビ

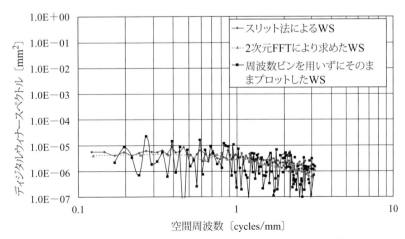

図 9.8　仮想スリット法と 2 次元 FFT による WS の比較

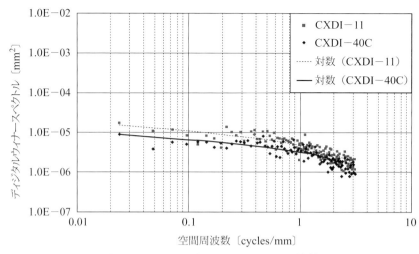

図 9.9　CXDI-40C と CXDI-11 の WS の比較

ンを用いず，求めたい空間周波数軸のデータだけをそのままプロットすると，WS は振動した．これは，特定周波数にピークを有するパターンが現れているので，このようなパターンが検出される．もし，このようなパターンを見る目的ならば，そのままの値を使うことが考えられる．一方，周波数ビンを用いた方法では，このようなパターンは平均に埋もれて検出不能になるため，滑らかなグラフとなる．また，検出面全体の WS として 2 次元 FFT を用いる場合は検出面のバラツキがないことを前提に，検出面全体を図 9.6 に示したように ROI でおおえるようにし，かつ ROI の数を増やすことにより精度の高い WS が求められるが，膨大な時間と労力を費やす．しかし，画像の中心付近の 256 × 256 マトリックスのデータだけを用いて求めた 2 次元 FFT 法から求めた 1 断面の WS は，仮想スリット法による WS とほぼ一致した．そのため，実用的には，2 次元 FFT 法による方法で周波数ビンを用いて 1 断面の WS を求めることで，仮想スリット法と同様に WS が求められ，検出面にバラツキがないときには ROI の数を増やさなくても WS は得られる．

9.5　各種ディジタルマンモグラフィシステムの WS の比較 [5, 6]

7.2 節のディジタル特性曲線の測定で，測定したデータのうち，照射野の中心付近の 50 mm × 50 mm の領域内で少なくとも 400 万個の独立した画素データを使用して，128 ピクセルずつずらしながら，256 × 256 のマトリックスサイズで ROI をとっていく．このデータを，ディジタル特性曲線を使って照射線量データに変換し，トレンド除去処理を行った後，2 次元フーリエ変換して，2 次元の WS を求めると，平均値の 10% の標準偏差内で求められる（1,600 万個の独立した画素データを使用すると，平均値の 5% の標準偏差内で求められる）．WS を求めるには，計測した 2 次元の WS の座標軸付近の値を使用し，座標軸上を除く上下 7 ピクセルずつ 14 ピクセルの値を平均し，この値を（0.01/ピクセルピッチ）の周波数間隔で各周波数ごとに求め，WS とする．

図 9.10 に各種ディジタルマンモグラフィシステムの WS の比較 [5] を示す．

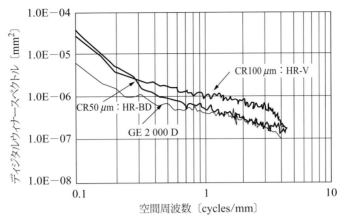

図 9.10　各種ディジタルマンモグラフィシステムの 1 次元 WS の比較 [5]

演習問題

問題1 ウィナースペクトルについて誤っているものはどれか．
1. ウィナースペクトル値は，値が低いほど粒状性が良い．
2. ウィナースペクトルにおいて，高空間周波数領域ではスクリーンモトルが寄与する．
3. ウィナースペクトルにおいて，低空間周波数領域では量子モトルが寄与する．
4. ウィナースペクトルは自己相関関数をフーリエ変換して求めることができる．
5. ウィナースペクトルは画像の雑音変動を周波数解析する方法である．

問題2 設問の濃度変動とウィナースペクトルの組合せで誤っているものを2つ選べ．

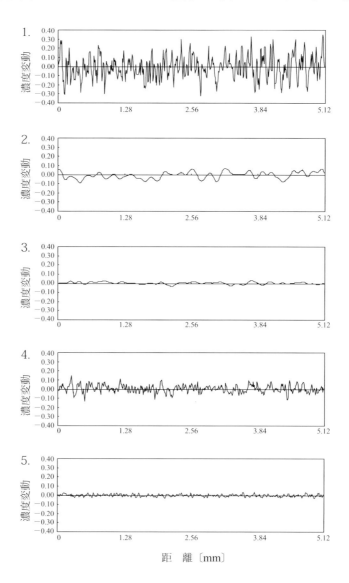

距 離〔mm〕

演習問題

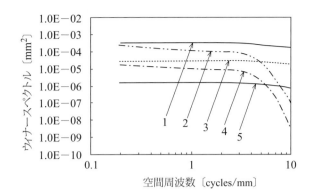

第10章
画像処理と画像特性

　病院における X 線検査の中で頻度が最も高いのは，ディジタル X 線撮影装置である computed radiography（CR）や flat panel detector（FPD）を用いた単純 X 線撮影である．臨床で使用されている CR 画像には，ほとんどの場合，階調処理や鮮鋭化処理などの画像処理が行われている．そこで，これらの画像処理と画像特性（コントラスト，解像特性，ノイズ特性）との関係について述べる．

10.1 階調処理と画像特性

いま，**図 10.1**（a）のような入出力特性をもつ検出器で得られたディジタル画像（原画像）があったとする．階調処理は，原画像のコントラストと明暗を適切に調整し観察しやすくするための処理である．原画像の取りうるすべての画素値（例えば，10 ビットで量子化された画像なら 0 から 1,023 まで）と階調処理後の出力画素値とを 1 対 1 で対応付けた図 10.1（b）のような **look up table**（**LUT**）を用いて，画像の全画素の画素値を変換して処理する．

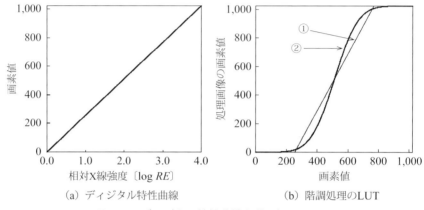

(a) ディジタル特性曲線　　(b) 階調処理のLUT

図 10.1　ディジタル特性曲線と階調処理の LUT

10.1.1　階調処理とコントラスト

画像のコントラストを表す指標として**階調度**（gradient，G，グラディエント）がある．階調処理画像の総合的なコントラストを表す階調度 G_{overall} は，式（10.1）で表されるように，ディジタル特性曲線上の任意の点における接線の傾きである階調度 G_{HD} とその画素値における LUT の階調度 G_{pro} の積で表される．

$$G_{\text{overall}} = G_{\text{HD}} \cdot G_{\text{pro}} \tag{10.1}$$

ここで，平均画素値が 100（黒）から 900（白）まで 100 ずつ増え，各ステップ上に振幅 50 のコサイン波を加えた**図 10.2** のようなシミュレーション画像に対して，図 10.1（b）の 2 種類の LUT ①，②で階調処理をした画像を，それぞれ**図 10.3**，**図 10.4** に示す．

図 10.3 は，LUT ①（$G_{\text{pro}} = 2$）で階調処理された画像とその画素値分布を示す．原画像のステップ像のうち，平均画素値が 300 から 700 までの中心 5 ステップにおける平均画素値の増分やコサイン波の振幅が原画像の 2 倍になっている．ただし，原画像における画素値が 255 以下と 768 以上では，それぞれ 0 と 1,023 で一定となり，暗い部分の階調が失われる "黒つぶれ" や明るい部分の階調が失われる "白とび" が生じている．

図 10.1（b）のシグモイド状 LUT ②では，階調度 G_{pro} が原画像の画素値によって異なるので，総合的なコントラストを表す階調度 G_{overall} が原画像の画素値によって変化する．

10.1 階調処理と画像特性

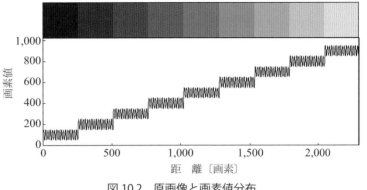

図 10.2　原画像と画素値分布

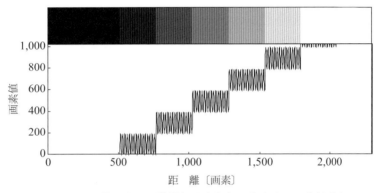

図 10.3　LUT ①によって階調処理された画像とその画素値分布

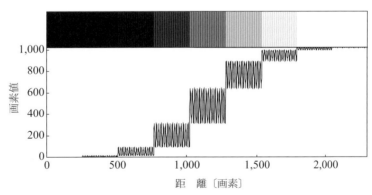

図 10.4　LUT ②によって階調処理された画像とその画素値分布

　図 10.4 に，非線形の LUT ②によって階調処理された画像とその画素値分布を示す．LUT ②の階調度 G_{pro} は，原画像の画素値が 511 のときに一番大きいので，図 10.4 の処理画像は，原画像の平均画素値が 511 に一番近い 500（中央部）のステップにおけるコサイン波の振幅が一番大きく，それよりの低い画素値または高い画素値における振幅は次第に小さくなっている．

　このように，階調処理に用いる LUT の"傾き"と"原画像の画素値"は，総合的な画像のコントラストを知るのに重要な情報となる．

10.1.2 階調処理と解像特性

ディジタル画像の基本特性の1つであるプリサンプルド MTF（presampled modulation transfer function）を計測する際に用いる line spread function（LSF）は，図 10.1（b）を用いて階調処理像の線像画素値分布から原画像の線像画素値分布に変換し，さらに図 10.1（a）を用いて原画像の線像画素値分布から相対 X 線強度分布（LSF）へと変換して求められるため，階調処理によって MTF が変化することは基本的にはない．

ただし，処理後の画素値分布が階調処理によって生じた黒つぶれや白とびのために LSF が歪んだ場合，相対 X 線強度への変換ができなくなり，正しい MTF を計測することができなくなる．

10.1.3 階調処理とノイズ特性

図 10.5 に示すように，図 10.6（a）の原画像を階調度 2 の図 10.1（b）LUT ①によって処理した図 10.6（b）の階調処理画像の振幅は 2 倍に増幅される．階調度 G_{pro} が 1 より大きい LUT を用いて階調処理をすると，ノイズが増幅され画素値の $WS_{\Delta p}(u, v)$ が高くなる．

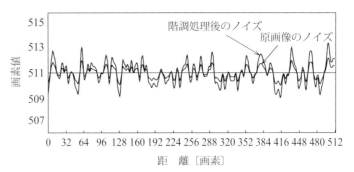

図 10.5　ノイズ画像の画素値分布

（a）平均画素値511の
Poissonノイズ画像

（b）（a）の画像をLUT①で
階調処理した画像

図 10.6　階調処理によるノイズの変化

画素値のノイズ分布の**ウィナースペクトル** $\mathrm{WS}_{\Delta p}(u, v)$ は，式（10.2）で計算されるため，階調処理画像のノイズ分布の平均画素値における階調度 G_overall が大きければ WS 値は高くなり，小さければ低くなる．相対 X 線強度に変換したノイズ分布のウィナースペクトル $\mathrm{WS}_{\Delta E/E}(u, v)$ を求める場合は，式（10.3）のようにノイズの平均画素値における階調度 G_overall の 2 乗で $\mathrm{WS}_{\Delta p}(u, v)$ を除算して求めるので，相対 X 線強度に変換したノイズ分布の $\mathrm{WS}_{\Delta E/E}(u, v)$ が階調処理によって変わることはない．

$$\mathrm{WS}_{\Delta p}(u, v) = \frac{\Delta x \Delta y}{MN} \left| \sum_{x=0}^{M-1} \sum_{y=0}^{N-1} \Delta p(x, y) e^{-2\pi j(ux+vy)} \right|^2 \quad (10.2)$$

$$\mathrm{WS}_{\Delta E/E}(u, v) = \frac{\mathrm{WS}_{\Delta p}(u, v)}{G_\mathrm{overall}^2 (\log_{10} e)^2} \quad (10.3)$$

ここで，$\mathrm{WS}_{\Delta p}(u, v)$ は画素値分布から求めた WS，$\mathrm{WS}_{\Delta E/E}(u, v)$ は相対 X 線強度分布から求めた WS，M，N はノイズ画像の横・縦のマトリックスサイズ，Δx，Δy は画素の横・縦のサイズ，x，y は画像の座標，u，v は空間周波数，$\Delta p(x, y)$ は画素値のノイズ分布からごく低周波背景トレンド成分を引いた分布を表す．

式（10.2）より，WS の単位〔mm^2〕が画素の面積（$\Delta x \Delta y$）に由来することがわかる．

10.2 鮮鋭化処理と画像特性

CR の鮮鋭化処理には，**ボケマスク処理**（unsharp masking：USM）が用いられている．ボケマスク処理は，式（10.4）で表される．ここで，$\mathrm{USM}(x, y)$ はボケマスク処理画像，$f(x, y)$ は原画像，$f_u(x, y)$ は原画像を平滑化した画像（ぼかした画像），w は鮮鋭化強調の度合いを決める強調係数を表す．

$$\mathrm{USM}(x, y) = f(x, y) + w\{f(x, y) - f_u(x, y)\} \quad (10.4)$$

式（10.4）の｛ ｝内では，原画像から平滑化画像（低空間周波数成分）を引き算しているので，高空間周波数成分の画像が得られる．この高周波画像を w 倍して原画像に加えることによって，高周波成分が強調される．その結果，高周波成分である細い陰影，小さな陰影，エッジなどが強調され，鮮鋭化される．

10.2.1 鮮鋭化処理とコントラスト

図 10.7 に，ノイズの無いステップ画像とそのボケマスク処理画像を示す．また，図 10.8 に図 10.7 の 1 次元画素値分布を示す．ボケマスク処理の効果により，濃度が急激に変化しているエッジの下部で下方向に突出した波形（アンダーシュート）が，エッジ上部で上方向に突出した波形（オーバーシュート）が生じている．ステップ像の平坦部の画素値は，ボケマスク処理をしても変化していない．

特性曲線を作成する際は，各ステップ中心部の平均画素値を計測するので，ボケマスク処理前後で，ディジタル特性曲線は変化しない．

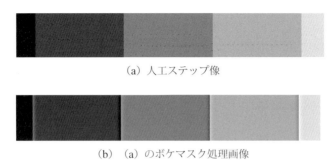

(a) 人工ステップ像

(b) (a) のボケマスク処理画像

図 10.7　ステップ像とそのボケマスク処理画像

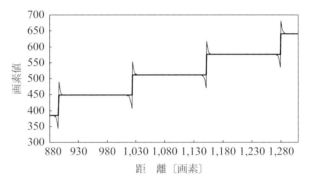

図 10.8　ステップ像とボケマスク処理画像の画素値分布の比較

10.2.2　鮮鋭化処理と解像特性

　画像処理も含めた解像特性を表すディジタル画像のオーバーオール MTF は，式（10.5）で表される．ここで，空間フィルタや空間周波数フィルタによって画像処理を行った場合，画像処理フィルタの空間周波数特性を表す $\mathrm{MTF}_F(u, v)$ がディジタル MTF（大括弧部）に掛け算されるため，画像処理はオーバーオール MTF に影響を与える．

$$\mathrm{MTF}_{\mathrm{overall}}(u, v) \\ = \left[(\mathrm{MTF}_A(u, v) \times \mathrm{MTF}_s(u, v)) * \sum_{m=-\infty}^{\infty} \sum_{n=-\infty}^{\infty} \delta(u - m/\Delta x, v - n/\Delta y) \right] \\ \times \mathrm{MTF}_F(u, v) \times \mathrm{MTF}_D(u, v) \tag{10.5}$$

$\mathrm{MTF}_{\mathrm{overall}}(u, v)$ ：オーバーオール MTF
$\mathrm{MTF}_A(u, v)$ ：アナログ MTF
$\mathrm{MTF}_s(u, v)$ ：サンプリングアパーチャの MTF
$\sum_{m=-\infty}^{\infty} \sum_{n=-\infty}^{\infty} \delta(u - m/\Delta x, v - n/\Delta y)$ ：標本化関数のスペクトル
$\mathrm{MTF}_F(u, v)$ ：画像処理フィルタの MTF
$\mathrm{MTF}_D(u, v)$ ：ディスプレイの MTF

　ここで，原画像および空間フィルタの画素サイズを 0.1 mm とし，5 × 5 の平均値フィルタを用いた強調係数（w）2 のボケマスク処理の MTF を**図 10.9** に示す．ボケマスク処理をしたときのオーバーオール MTF には，この画像処理の

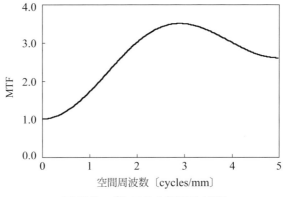

図 10.9　ボケマスク処理の MTF

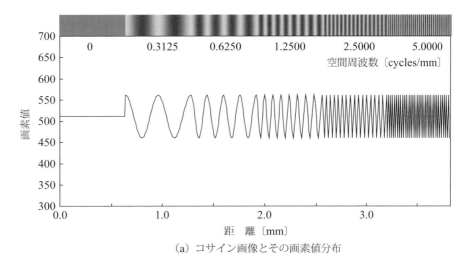

(a) コサイン画像とその画素値分布

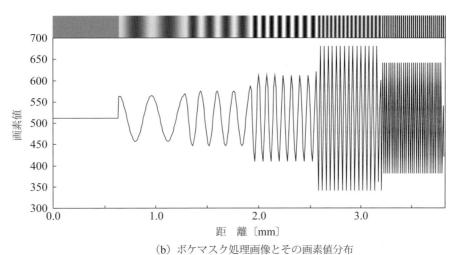

(b) ボケマスク処理画像とその画素値分布

図 10.10　ボケマスク処理の効果

MTF_F が掛けられるので，空間周波数 2.91 cycles/mm 周辺の成分が大きく強調されることがわかる．

次に，さまざまな空間周波数のコサイン波画像とその画素値分布を**図 10.10**(a) に示す．各空間周波数パターンの長さは 6.4 mm で，その空間周波数は図中

に記すとおりである．また，画像の平均画素値は 511 で，すべてのコサイン波の振幅は 50 である．

図 10.10（a）の画像に対して，ボケマスク処理を行った画像とその画素値分布を図 10.10（b）に示す．図 10.10（a），（b）のコサイン波の振幅を比較すると，このボケマスク処理の MTF（図 10.9）が高い値を示す空間周波数（2.91 cycles/mm）に一番近いコサイン波の振幅が最も強く強調されているのがわかる．

ただし，ここで説明したボケマスク処理は
- 原画像の画素サイズ 0.1 mm
- 平滑化のための平均値フィルタのマトリクスサイズ 5 × 5（0.5 mm × 0.5 mm）
- 強調係数 2

という条件での処理であり，これらが変わるとボケマスク処理の MTF は変わる．

プリサンプルド MTF は，式（10.5）中の $\mathrm{MTF}_A(u, v) \times \mathrm{MTF}_s(u, v)$ である．表示系を含めずに考えた場合，オーバーオール MTF をボケマスク処理の MTF で割れば，プリサンプルド MTF を求めることができる．

10.2.3　鮮鋭化処理とノイズ特性

ディジタル画像の**オーバーオール WS**（Wiener spectrum）は，式（10.6）のように表される．オーバーオール WS には，式の［　］内のディジタル WS に画像処理の MTF_F の 2 乗が掛け算されていることから，画像処理フィルタの MTF 特性によって処理画像のノイズ特性が変わる．

$$\mathrm{WS}_{\mathrm{overall}}(u, v)$$
$$= \left[(\mathrm{WS}_A(u, v) \times |\mathrm{MTF}_s(u, v)|^2) * \sum_{m=-\infty}^{\infty} \sum_{n=-\infty}^{\infty} \delta(u - m/\Delta x, v - u/\Delta y) \right]$$
$$\times |\mathrm{MTF}_F(u, v)|^2 \times |\mathrm{MTF}_D(u, v)|^2 + \mathrm{WS}_E(u, v) \quad (10.6)$$

$\mathrm{WS}_{\mathrm{overall}}(u, v)$	：オーバーオール WS
$\mathrm{WS}_A(u, v)$	：アナログの WS
$\mathrm{MTF}_s(u, v)$	：サンプリングアパーチャの MTF
$\sum_{m=-\infty}^{\infty} \sum_{n=-\infty}^{\infty} \delta(u - m/\Delta x, v - n/\Delta y)$	：標本化関数のスペクトル
$\mathrm{MTF}_F(u, v)$	：画像処理フィルタの MTF
$\mathrm{MTF}_D(u, v)$	：ディスプレイの MTF
$\mathrm{WS}_E(u, v)$	：電気ノイズの WS

図 10.11 に，それぞれ，Poisson ノイズ画像とそのボケマスク処理画像を示す．鮮鋭化処理によって，ノイズの高周波成分が強調されているのがわかる．

図 10.11（a）のノイズ画像のオーバーオール WS を**図 10.12**（a）に示す．この Poisson ノイズは，すべての空間周波数にほぼ均等にパワースペクトル成分をもつホワイトノイズである．この WS に，図 10.12（b）に示すボケマスク処理の $\mathrm{MTF}_F{}^2$ を掛け算すると図 10.12（c）のようになる．この WS が，図 10.11（b）のボケマスク処理後のノイズ画像のオーバーオール WS である．

ただし，ここで説明したボケマスク処理は

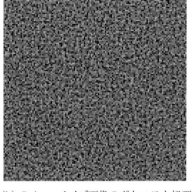

（a）Poissonノイズ画像　　　　（b）Poissonノイズ画像のボケマスク処理

図 10.11　ボケマスク処理のノイズに対する効果

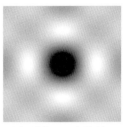
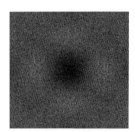

（a）Poisson画像の　　　（b）ボケマスク処理の　　　（c）ボケマスク処理後の
　　ディジタルWS　　　　　　MTF$_F^2$　　　　　　　Poissonノイズの
　　　　　　　　　　　　　　　　　　　　　　　　　　オーバーオールWS

図 10.12　ボケマスク処理前後のノイズ画像の WS

- 原画像の画素サイズ 0.1 mm
- 平滑化のための平均値フィルタのマトリクスサイズ 5 × 5（0.5 mm × 0.5 mm）
- 強調係数 2

という条件での処理であり，これらが変わるとボケマスク処理の MTF が変わるので，オーバーオール WS 値も変わることになる．

演習問題

問題 1 画像処理以外の条件が同じ場合，オーバーオール特性で正しいのはどれか．

1. 重み係数 2 でボケマスク処理をした画像の MTF はすべての周波数において 2 倍になる．
2. 重み係数 2 のボケマスク処理をした画像のウィナースペクトルはすべての周波数において 4 倍になる．
3. 階調度 2 の線形 LUT で処理した画像のプリサンプルド MTF 値は 2 倍になる．
4. 階調度 2 の線形 LUT で処理した画素値の変動のディジタルウィナースペクトル値は 2 倍になる．
5. 階調度 2 の線形 LUT で処理した画像のオーバーオール特性曲線は，ディジタル特性曲線の階調度の 2 倍になる．

第11章
画像の信号対雑音比(SNR)に基づく総合評価 ―NEQ, DQE

　X線画像の画質は，入出力特性・解像特性・雑音特性の3要因が互いに密接に関わり合って形成されており，それぞれの特性を適切な測定法に基づいて評価することが重要である．

　一方，総合的な画質評価という観点から，信号対雑音比（SNR）に着目した物理評価尺度も利用されている．本章では，SNRに基づく評価尺度の代表として，NEQおよびDQEについて学び，それらの有用性および限界を知ることを目標とする．

11.1 NEQ とは，DQE とは

11.1.1 信号対雑音比に基づく画質評価

信号対雑音比（signal-to-noise ratio：**SNR**）は，電気通信分野で広く用いられている概念である．S/N または SN 比と表記することもある．

医用画像の読影が，雑音を含む背景の中から信号（ここでいう信号とは，診断の対象とする情報に相当する）を検出する作業であるという単純化した解釈に基づけば，SNR が高ければ高いほど優れた医用画像システムであるという考え方もできる．したがって，SNR に基づく画質の評価は，医用画像工学の中でも重要なテーマのひとつである．

SNR に基づく画質評価尺度として，**NEQ**（noise equivalent quanta, **雑音等価量子数**）および **DQE**（detective quantum efficiency, **検出量子効率**）がある．これらは，1940 年代から 1970 年代にかけて，一般写真系および増感紙–フィルム系などのアナログ画像システムを対象として確立された概念である．

11.1.2 NEQ と DQE の定義（その 1）

NEQ および DQE の定義はひとつではなく，広く用いられている 2 種類の定義が存在する．

まず代表的な定義として，NEQ はシステムの"出力の SNR の 2 乗"であり，DQE は"入力と出力の SNR の 2 乗の比"である．

$$\text{NEQ} = (S/N)_{\text{out}}^2 \tag{11.1}$$

$$\text{DQE} = \frac{(S/N)_{\text{out}}^2}{(S/N)_{\text{IN}}^2} \tag{11.2}$$

図 **11.1** に概念図として示すように，DQE とは画像システム固有の SNR の伝達特性であるということもできる．

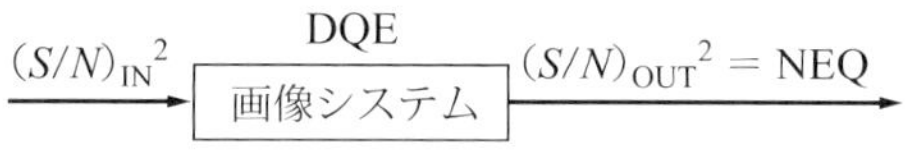

$(S/N)_{\text{IN}}^2 \xrightarrow{\text{DQE}} \boxed{\text{画像システム}} \xrightarrow{} (S/N)_{\text{OUT}}^2 = \text{NEQ}$

図 11.1　NEQ と DQE の概念図

11.1.3 NEQ と DQE の定義（その 2）

NEQ および DQE を，以下のように定義する場合もある．

NEQ は，"画像の形成に寄与した量子数"である．DQE は，"画像の形成に寄与した量子数（NEQ）を，単位面積当たりの入射量子数で除した値"である．ここでいう量子数とは，X 線画像の場合には X 線フォトン数を意味する．

"画像の形成に寄与した X 線フォトン数"とは，何を意味しているのだろうか．また，本項で示した定義は，11.1.2 項の SNR に基づく定義とどのように結びつくのだろうか．

その理解を助けるために，X 線画像における NEQ および DQE の基礎について，以下に詳しく述べる．

11.2 NEQとDQEの基礎

11.2.1 NEQとDQEの基礎（その1）

11.1.2項で述べたように，NEQは"出力のSNRの2乗"，DQEは"入力と出力のSNRの2乗の比"である．そこでまず，X線画像システムの出力のSNRについて考える．

X線画像の雑音特性の代表的な評価尺度として，第8章および第9章に述べた **WS**（Wiener spectrum，**ウィナースペクトル**）が広く用いられている．WSとは，単位面積当たりのノイズゆらぎ成分（雑音に起因する画像信号のゆらぎ成分）の分散のスペクトルであり，"信号値を1に規格化した場合のノイズゆらぎ成分の標準偏差"の2乗値に相当する．言い換えると，WSとは，雑音を信号で除算し，それを2乗したものである．したがって，NEQ，すなわち出力のSNRの2乗値は，系の出力信号の"WSの逆数"の概念に相当することになる．

第8章で学んだように，WSは空間周波数の関数であるので，NEQもまた空間周波数の関数として表される．X線画像は2次元画像であるが，ここでは簡略化のために1次元の空間周波数のみを考え，空間周波数を f で表す．実際の画像系で測定されるWSの値は，系の **MTF**（modulation transfer function，**変調伝達関数**）によって変調されたピクセル値に基づいている（さらに，WSはピクセル値の2乗のディメンジョンをもつ）ことを考慮すると，SNRは次式のように表すことができる．

$$\mathrm{NEQ}(f) = (S/N)_{\mathrm{out}}{}^2 = \frac{\mathrm{MTF}^2(f)}{\mathrm{WS}(f)} \tag{11.3}$$

次に，X線画像システムの入力のSNRについて考える．ここで，入射X線量子が **ポアソン分布**（Poisson distribution）に従うと仮定する．ポアソン分布は，確率分布の一種である二項分布の特殊例であり，X線の発生は量子レベルで見ればポアソン分布に従う確率事象であることが知られている．ポアソン分布に従う量子は，そのゆらぎ成分の分散値が，単位面積当たりの入射量子数の期待値（平均値）と等しいという性質をもつ．

以上より，単位面積当たりの入射X線フォトン数の平均値が q であるとき，入射X線フォトンのゆらぎ成分の標準偏差（すなわち分散値の平方根）は $\sqrt{q}$ となる．入力のSNRである $(S/N)_{\mathrm{IN}}$ は，前者と後者の比であるので，以下の関係が成り立つ．

$$(S/N)_{\mathrm{IN}} = \frac{q}{\sqrt{q}} = \sqrt{q} \tag{11.4}$$

$$(S/N)_{\mathrm{IN}}{}^2 = q \tag{11.5}$$

式（11.3）および式（11.5）より，DQEは次式で与えられる．

$$\mathrm{DQE}(f) = \frac{(S/N)_{\mathrm{out}}{}^2}{(S/N)_{\mathrm{IN}}{}^2} = \frac{\mathrm{MTF}^2(f)}{q \cdot \mathrm{WS}(f)} \tag{11.6}$$

式（11.3）および式（11.6）より，DQEとNEQの関係を次式のように表すこともできるので，DQEは "NEQを単位面積当たりの入射X線フォトン数 q で

除算した値"であるといえる.

$$\mathrm{DQE}(f) = \frac{\mathrm{NEQ}(f)}{q} \tag{11.7}$$

なお,NEQ および DQE は次の形で表現されることもある.

$$\mathrm{NEQ}(f) = \frac{(\log_{10} e)^2 \cdot G^2 \cdot \mathrm{MTF}^2(f)}{\mathrm{WS}(f)} \tag{11.8}$$

$$\mathrm{DQE}(f) = \frac{(\log_{10} e)^2 \cdot G^2 \cdot \mathrm{MTF}^2(f)}{q \cdot \mathrm{WS}(f)} \tag{11.9}$$

ここで G はグラディエントを表す.式(11.3)と式(11.8)のちがい,および,式(11.6)と式(11.9)のちがいは,WS の値をどのディメンジョンで表すかによるものである.式(11.3)および式(11.6)の WS は,画像検出系の入力である X 線量のディメンジョンで表した WS である.一方,式(11.8)および式(11.9)の WS は,増感紙–フィルム系の特性曲線の出力である濃度軸に対応する値を想定している.フィルム上で測定される光学濃度は,5.1.2 項で述べたように入射 X 線量の常用対数に対応し,かつ系のグラディエント G によって変調された値となるので,これらの式が(特に増感紙–フィルム系に対し)実用的に多く用いられる(10.1.3 項も参照されたい).

11.2.2　NEQ と DQE の基礎(その 2)

以上,NEQ と DQE の定義(その 1)に基づいて説明を行った.次に,NEQ と DQE の定義(その 2)に基づいて理論を展開し,結果的に定義(その 1)と同様の数式が導かれることを示す.そのために,**図 11.2** のような単純化した X 線画像形成のモデルを使用する.

図 11.2(a)は"理想的な"X 線検出器と,それが出力する画像信号を模式的に表す.この検出器は,入射 X 線フォトンの全数を吸収して画像形成に損失なく利用する.また,画像のボケは皆無,つまり MTF が全空間周波数にわたり 1 である.

この系は,入力の信号および雑音を全く劣化させずに出力に伝達する(SNR の伝達効率が 1 である).そこで,WS すなわち出力の SNR の 2 乗の逆数は,ここでは入力の SNR の 2 乗の逆数と等しい.単位面積当たりの入射 X 線フォトン数 q がポアソン分布に従うという前提のもとでは,式(11.5)に示すように入力の SNR の 2 乗は q と等しいので,結果として WS は q の逆数と等しくなる.

さて,NEQ の定義(その 2)に基づくと,NEQ は"画像の形成に寄与した X 線フォトン数"であり,図 11.2(a)の系においては,これは入射 X 線フォトン数 q と同一である.DQE は NEQ を q で除した値である.これらを数式で表現すると以下のようになる.ここで $\mathrm{MTF}_{\mathrm{ideal}}$,$\mathrm{WS}_{\mathrm{ideal}}$,$\mathrm{NEQ}_{\mathrm{ideal}}$ および $\mathrm{DQE}_{\mathrm{ideal}}$ は,それぞれ図 11.2(a)の"理想的な"系の MTF,WS,NEQ および DQE を表す.

$$\mathrm{MTF}_{\mathrm{ideal}} = 1 \tag{11.10}$$

$$\mathrm{WS}_{\mathrm{ideal}} = \frac{1}{q} \tag{11.11}$$

$$\mathrm{NEQ}_{\mathrm{ideal}} = q \tag{11.12}$$

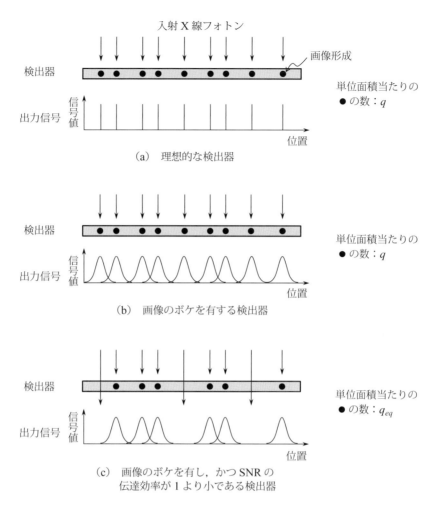

図 11.2　X 線画像形成のしくみを示すモデル図

$$\mathrm{DQE}_{\mathrm{ideal}} = \frac{\mathrm{NEQ}_{\mathrm{ideal}}}{q} = 1 \tag{11.13}$$

式（11.13）は，"理想的な"検出器の DQE，すなわち DQE の理論的最大値は 1 であるということを示している．

次に図 11.2（b）のように，"理想的な"検出器に画像のボケが加わり，MTF が 1 より小さくなった系を仮定する．この場合，WS は MTF により変調された出力信号に基づく値となるので，以下のように表される．ここで，$\mathrm{MTF}_{\mathrm{unsharp}}$ および $\mathrm{WS}_{\mathrm{unsharp}}$ はそれぞれ図 11.2（b）の系の MTF および WS を表す．

$$\mathrm{MTF}_{\mathrm{unsharp}} < 1 \tag{11.14}$$

$$\mathrm{WS}_{\mathrm{unsharp}} = \frac{\mathrm{MTF}_{\mathrm{unsharp}}^{2}}{q} \tag{11.15}$$

これを，もう少し現実の検出器に近いモデル（図 11.2（c））に発展させる．図 11.2（c）の系では，図（b）と同様に画像のボケが存在すると同時に，入射した X 線フォトンの全数が必ずしも画像形成に寄与せず，出力の SNR が図（b）の系に比べて劣化している（SNR の伝達効率が 1 より小さい）画像系である．ここ

で，この系の出力の SNR を，ポアソン分布に従う仮想的な q_{eq} 個の X 線フォトンが与える SNR と等価であると仮定する．式（11.15）にならい，WS は次式のように表現される．なお，以下で $\text{MTF}_{\text{lossy}}$，$\text{WS}_{\text{lossy}}$，$\text{NEQ}_{\text{lossy}}$ および $\text{DQE}_{\text{lossy}}$ は，それぞれ図 11.2（c）の系の MTF，WS，NEQ および DQE を表す．

$$\text{WS}_{\text{lossy}} = \frac{\text{MTF}_{\text{lossy}}^2}{q_{eq}} \tag{11.16}$$

これを変形すると次式が得られる．

$$q_{eq} = \frac{\text{MTF}_{\text{lossy}}^2}{\text{WS}_{\text{lossy}}} \tag{11.17}$$

NEQ すなわち "画像の形成に寄与した X 線フォトン数" は，q_{eq} に等しいと解釈することができるので，次式で表される．

$$\text{NEQ}_{\text{lossy}} = q_{eq} = \frac{\text{MTF}_{\text{lossy}}^2}{\text{WS}_{\text{lossy}}} \tag{11.18}$$

したがって，DQE は，

$$\text{DQE}_{\text{lossy}} = \frac{\text{NEQ}_{\text{lossy}}}{q} = \frac{\text{MTF}_{\text{lossy}}^2}{q \cdot \text{WS}_{\text{lossy}}} \tag{11.19}$$

と導かれる．式（11.18）および式（11.19）は，それぞれ式（11.3）および式（11.6）と同様の形になっていることがわかる．NEQ と DQE の 2 種類の定義は，実質的に同じことをいい表していることが，これで説明できた．

なお，"雑音等価量子数" という用語は，上記の説明で用いたような，ある雑音の量と等価である仮想的な量子の数という概念に基づいている．

ここで用いた X 線画像形成のモデルは，非常に単純化したものである．したがって，q_{eq} はあくまで仮想的なフォトン数であって，実際にディテクタが吸収した X 線フォトン数とは必ずしも等しくない．現実の画像系においては，このモデルでは扱っていない，X 線量子モトル以外のノイズ要因が無視できないからである．そのようなノイズ要因としては例えば，検出器の構造モトル，検出器表面保護部材の X 線吸収や FPD の開口率（fill factor）に起因する損失，および Swank factor の影響などがあげられる．現実の系における WS はそれらの要因もすべて含めた雑音特性となっており，q_{eq} はそれを X 線フォトン数という言語にいわば "翻訳" した値である．

11.3 NEQ と DQE の特徴

NEQ および DQE はいずれも古典的な物理評価尺度として医用画像に応用されてきたが，1990 年ごろから，特に DQE が，CR システムや FPD システムなどのディジタル X 線画像システム（以下，ディジタル系と呼ぶ）に適した評価尺度として改めて注目を浴びるようになった．なぜ，ディジタル系には DQE による評価が向いているといわれるのだろうか．

NEQ は出力の SNR のみで決定されるので，いわば "できあがった画像の実力を示す評価尺度" である．したがって，NEQ は入射 X 線量に依存し，入射 X 線量が多いと NEQ の値は大きくなる．そのため NEQ は，画像システム固有の特性を表す評価尺度とはいえないが，適正な光学濃度を得るための照射 X 線量が

おのずと定まるアナログX線システム（増感紙-フィルム系）に対しては，客観性が高く使いやすいので，広く用いられている．

一方，ディジタル系は，その広いダイナミックレンジと画像処理技術の恩恵により，入射X線量が大幅に増減した場合でも画像を形成することが可能である．できあがった画像のSNRが等しいならば，より少ない入射X線量で撮影できるシステムのほうが，優れたシステムとみなされるであろう．そのような観点から，出力のSNRを入力のSNRを用いて規格化したものに相当するDQEは，一般にディジタル系の評価に適した評価尺度とみなされている．

DQEは，NEQとは異なり"画像検出系の固有の検出効率に相当する評価尺度"と解釈することもでき，そのことはディジタル系に対して特に有利な側面をもつ．第5章において説明したように，ディジタル系では，画像検出系と，その後のステップにおける画像処理および画像表示の系とがそれぞれ独立の構成要素からなる．同一の検出器を使用して画像を形成しても，画像処理条件を変化させたり，異なる画像出力装置を用いて出力すれば，できあがった画像の画質は異なってくる．したがって，画像検出系の特性に注目してディジタル系を評価する場合には，DQEは利便性の高い評価尺度である．

以上のことが，最近のディジタル系の画質評価においてDQEが多用される理由であると考えられる．

11.4　ディジタル系のNEQとDQEの測定方法

11.4.1　ディジタル系のNEQとDQEの測定方法の概要

この節では，ディジタル系のNEQおよびDQEの測定方法（計算方法）を，DQEのほうに重点を置いて大まかに説明する．

11.2.1項の式（11.3）および式（11.6）からわかるように，ディジタル系のMTFおよびWSを測定することによりNEQを計算することができ，さらに単位面積当たりの入射X線フォトン数qを求めることにより，DQEを計算することができる．

一般に，ディジタル系のMTFとしては，エイリアシングの影響を除いた**プリサンプリングMTF**を使用する．プリサンプリングMTFの測定手法は，第6章において示した手法のいずれを用いてもよい．

WSとしては，X線を一様に照射した画像の1次元または2次元フーリエ変換に基づく**ディジタルWS**を用いる．ディジタルWSの測定手法は，第9章において述べたとおりである．ここで，ディジタルWSは，その原理上，エイリアシングの影響を除去することが不可能なので，結果として得られるNEQまたはDQEもエイリアシングの影響を含んだものになることに留意されたい．これは，特にFPDシステムのようにナイキスト周波数におけるMTF値が大きい画像系においては，無視できない要因となる場合がある．

MTFおよびWSとして，第6章および第8章に紹介した**オーバーオールMTF**および**オーバーオールWS**を使用する場合もある．それらを用いて計算されたNEQまたはDQEは，画像の検出から表示までのすべてのステップを含む

ディジタル系のオーバーオールの NEQ または DQE である．

以下では，ディジタル DQE を計算するために必要な，単位面積当たりの入射 X 線フォトン数 q の求め方について説明する．

11.4.2　入射 X 線フォトン数の求め方（X 線スペクトルから計算する手法）

単位面積当たりの入射 X 線フォトン数 q は，X 線スペクトルの測定値または文献値を利用して計算することができる．その計算手順の概略の一例を以下に紹介する．図 11.3 は，その計算手順をブロック図的にまとめたものである．

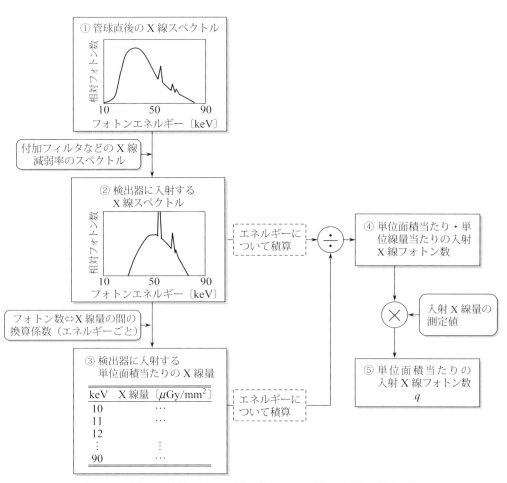

図 11.3　単位面積当たりの入射 X 線フォトン数 q の計算手順の例

〔1〕　管球直後の X 線スペクトル

管球から出射した直後の X 線のスペクトルを計測（または文献値を使用）し，フォトン数のディメンジョンで表す．

この X 線のスペクトルは，使用する X 線管の固有濾過，ターゲット材質，ターゲット角などの特性，および管電圧に依存する．

〔2〕　検出器に入射する X 線スペクトル

使用する測定系において管球と検出器表面との間に介在する X 線吸収体（付加フィルタ，検出器前面カバーなど）による X 線の減弱率を勘案し，検出器の

表面に入射するX線フォトン数のスペクトルを計算する．

〔3〕 単位面積当たりの入射X線量

〔2〕項の結果，および"単位面積当たりフォトン数とX線量との間の換算係数"の文献値（一般に，フォトンエネルギーごとの値として一覧表の形で与えられる）を用いて，検出器表面に入射する単位面積当たりのX線量を，フォトンエネルギーの関数として求める．

〔4〕 単位面積当たり・単位線量当たりの入射X線フォトン数

〔2〕項で求めたX線フォトン数，および〔3〕項で求めたX線量をそれぞれフォトンエネルギーについて積算し，前者を後者で除算することにより，単位面積当たりのX線量をフォトン数に換算するための見かけの換算係数（使用した測定系および測定条件に固有の値）を定めることができる．

〔5〕 単位面積当たりの入射X線フォトン数

線量計を用いて入射X線量を測定し，それに〔4〕項で決定した換算係数を乗じることにより，単位面積当たりの入射X線フォトン数の総数qが求められる．

11.4.3 入射X線フォトン数の求め方（文献値を用いる手法）

最近は，前項の〔1〕～〔5〕項に示した手順に従って単位面積当たりの入射X線フォトン数qを計算するのではなく，標準化された線質のX線についてあらかじめ計算されたqの文献値をそのまま使用することも一般的となってきている．

後述する国際規格 IEC 62220-1-1（Medical electrical equipment - Characteristics of digital X-ray imaging devices - Part 1-1: Determination of the detective quantum efficiency）においては，IEC 61267（Medical diagnostic X-ray equipment - Radiation conditions for use in the determination of characteristics）で定義された4種類の一般撮影用の標準線質に対し，qに対応する$(S/N)_{IN}^2$の値をテーブル化して規格文書内に示している．

IEC 62220-1-1における線質ごとの$(S/N)_{IN}^2$の値を**表11.1**に示す．

表11.1 IEC 62220-1-1に規定された標準線質，およびそれらの線質ごとの$(S/N)_{IN}^2$の値．4種類の標準線質の中ではRQA5が推奨の線質とされている．

IEC 61267 標準線質	およそのX線管電圧 〔kV〕	アルミニウム半価層 〔mmAl〕	アルミニウム付加 フィルタ厚さ 〔mm〕	$(S/N)_{IN}^2$
RQA3	50	3.8	10.0	20673
RQA5	70	6.8	21.0	29653
RQA7	90	9.2	30.0	32490
RQA9	120	11.6	40.0	31007

IEC規格における標準線質とは，指定された材質と厚さの付加フィルタを適用したX線管球を使用し，アルミニウムの半価層が規定の値となるように，X線管電圧を微調整することにより得られる線質であり，実験室においても医療施設においても比較的容易に実現することができる．そこで，IEC 62220-1-1に記載されたqの値を使用してディジタルDQEを算出することは，便利な測定方法のひとつとして頻繁に採用されている．

11.5　NEQ および DQE の測定結果の例

図 11.4 および図 11.5 は，3 種の X 線画像システムの NEQ および DQE の測定結果をそれぞれ示したものである．

このように，NEQ および DQE は，横軸に空間周波数，縦軸に NEQ または DQE の値をとったグラフとして示すのが一般的である．DQE のグラフの縦軸の最大値は，その理論的最大値である 1 となる．図 11.5 の DQE のグラフの縦軸は対数スケールで表されているが，リニアスケールを用いてもよい．

図 11.4 および図 11.5 は，代表的なディジタル系である FPD システムと CR システム，およびアナログ系である増感紙-フィルムシステムの特性を相互に比較した研究の一例であり（岸本による），グラフからは互いの傾向の違いが見てとれる．なお，この研究で求めた NEQ および DQE は，ハードコピー表示までを含めたシステムのオーバーオールの NEQ および DQE である．

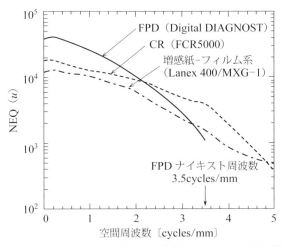

図 11.4　ディジタルおよびアナログの X 線画像システムの NEQ 測定結果の例

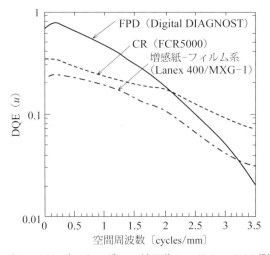

図 11.5　ディジタルおよびアナログの X 線画像システムの DQE 測定結果の例[3]

11.6 ディジタル DQE の限界

11.6.1 SNR に基づく評価尺度の限界

　以上に述べたように，DQE は，画像検出系の固有の基本特性を簡潔に示すことができ，特にディジタル系に対して有用な評価尺度である．しかし，DQE すなわち"画質の良し悪しを表す指標"であるとするのは，やや極端にすぎる解釈である．DQE を適切に活用するには，以下に述べる DQE の限界（ピットフォール）を正しく理解することが大切である．

　なお，以下の議論は NEQ についても同様にいえることであり，1995 年の Metz らの論文および 1996 年の土井の講演録に詳しく述べられているので参考にされたい．それらを理解した上で，画質を表現する 1 つの"めやす"として DQE や NEQ を参考にするのであれば，それらは有効な指標となる．

11.6.2 ディジタル DQE では表せない特性（鮮鋭性と粒状性のバランス）

　ディジタル DQE は，鮮鋭性と粒状性のバランスに関する情報を与えない．したがって，DQE の値が同一であることは必ずしも物理的画質が等しいことを意味しない．このことを，単純化した模式図を用いて説明する．

　図 11.6（a）および（b）は，等しい DQE 特性を有する 2 種類のディジタル系を表す．しかし，それらの系の鮮鋭性および粒状性は互いに異なる．図 11.6（a）の系は鮮鋭性が高いが粒状性が劣る（シャープだがザラついている）．図 11.6（b）の系は粒状性は良いが鮮鋭性が劣る（なめらかだがボケている）．両者の画像の見た目は同じではないが，仮に，一方の画像にディジタル画像処理を施すことで他方の画像と同等のものに加工することが可能であれば，両者の画質は等しいといえる．しかしそれは（直感的に理解できるであろうが），実際には不可能である．なぜならば，そのような画像処理を実現するには，無限の空間周波数帯域にわたって自由にフィルタ特性を設計できるフィルタ処理が必要とされるのであるが，そうした技術は現実には存在しないからである．

　DQE は，鮮鋭性と粒状性の両方の特性を統合して表すという便利な性質をもってはいるが，いずれにしても DQE を求めるためには MTF と WS を測定するのであるから，システムの画質評価結果を示す際には，DQE のみならず MTF および WS の測定結果も同時に示すほうが，説得力があるのではないだろうか．

11.6.3 ディジタル DQE では表せない特性（その他の画質因子）

　ディジタル系特有の重要な画質因子の中には，DQE によって明確な回答を与えられないものが多く存在する．例えば，ディジタル系の空間分解能や濃度分解能に関する情報，ディジタル WS に包含されるエリアシングの影響，検出器の画素欠陥などに起因するアーチファクトの有無と程度，ディジタル画像処理の種類と処理条件，画像出力装置の性能などである．DQE とは独立に，それらの画質因子について検討することで，より信頼性の高い多面的な物理評価が可能となる．

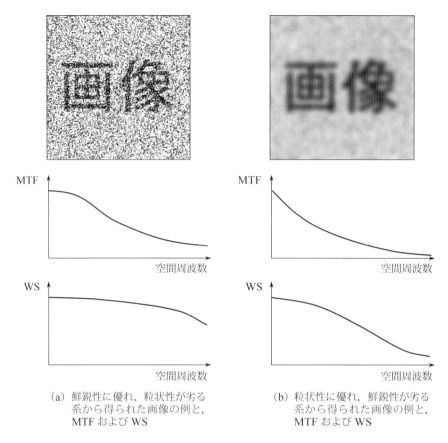

(a) 鮮鋭性に優れ，粒状性が劣る系から得られた画像の例と，MTFおよびWS

(b) 粒状性に優れ，鮮鋭性が劣る系から得られた画像の例と，MTFおよびWS

図11.6　DQE特性は等しいが鮮鋭性および粒状性は互いに異なる2種類のディジタルX線画像システム

11.6.4　DQEでは表せない特性（臨床的な観点からの画質）

当然のことではあるが，DQEのような物理評価尺度のみでは，診断を目的としたX線画像システムの画質を判断する決め手にはなりえない．医用画像の診断を行うのは人間であるから，人間の視覚特性をも含めた総合的な画像品質を考慮すること，そして診断部位や診断目的に合致した臨床医学的見地からの評価を行うことが重要である．

11.7　ディジタルDQE測定方法に関する国際規格

11.7.1　IEC 62220-1シリーズ規格

ディジタルX線画像システムが普及を始めた1990年代より，異なる医療機器メーカーのディジタルX線画像システムの画質を相互に比較しやすくする目的で，ディジタルDQE測定方法の標準化の動きが進んだ．

標準化されたDQE測定方法として現在広く用いられているのは，国際規格団体であるIEC（International Electrotechnical Commission）が発行した**IEC 62220-1シリーズ規格**（Medical electrical equipment - Characteristics of digital

X-ray imaging devices -）である．IEC 62220-1 シリーズは，一般撮影用のディジタル X 線画像入力系を対象とした IEC 62220-1-1（2015），マンモグラフィ用の IEC 62220-1-2（2007），および動画用の IEC 62220-1-3（2008）の 3 つの規格から成る．

　IEC 62220-1 シリーズの DQE 測定方法は，医療機器メーカーが自社製品を評価する際の測定を主用途として作られたものである．また，規格という性質上，学術的な厳密さよりは簡便性の方を優先して定められた部分を有することも否定できない．医用画像工学の研究においては，実用的な測定方法のひとつとして大いに参考になるが，研究者が用いる測定方法はこれに限られるものではない．

11.7.2　IEC 62220-1 シリーズの DQE 測定方法

　以下に IEC 62220-1 シリーズにおける DQE 測定方法の概略を示す．詳細は各規格を参照されたい．

〔1〕　X 線の線質の決定

　X 線の線質は IEC 61267（Medical diagnostic X-ray equipment - Radiation conditions for use in the determination of characteristics）で定義された標準線質を使用する．IEC 62220-1-1 および IEC 62220-1-2 は IEC 61267（2005）に準拠し，IEC 62220-1-3 は旧版である IEC 61267 Ed. 1（1994）に準拠している．

　IEC 61267 で指定された厚さのアルミニウム付加フィルタを使用し，アルミニウム半価層が規定された値にできるだけ近くなるように X 線管電圧を調整することで，測定に用いる線質を決定する．

〔2〕　ディジタル特性曲線の測定

　規定された範囲の X 線量におけるディジタル特性曲線を，タイムスケール法（5.3.1 項）により測定する．求めたディジタル特性曲線を用いて，プリサンプリング MTF およびディジタル WS を計算する前に，相対 X 線量に対するピクセル値の直線性を補正する．

〔3〕　プリサンプリング MTF の測定

　プリサンプリング MTF の測定は，タングステンエッジを用いたエッジ法（6.4.5 項）に基づく．

〔4〕　ディジタル WS の測定

　IEC 62220-1 シリーズでは，ディジタル WS の代わりに **NPS**（noise power spectrum）の呼称を用いている．NPS は，一様照射画像の 2 次元フーリエ変換（9.3 節）により計算する．

〔5〕　入射 X 線フォトン数の計算

　入射 X 線フォトン数に対応する $(S/N)_{IN}^2$ は，IEC 62220-1 シリーズでは SNR_{in}^2 と表記され，その値は 11.4.3 項に述べたようにテーブル化して示されている．

〔6〕　動画特有の補正

　動画 FPD システムの DQE 測定方法は，基本的には静止画のディジタル X 線画像システムのそれと同様である．ただし，ディジタル WS 測定において動画特有の因子である残像の影響を考慮する必要がある．そのため IEC 62220-1-3（2008）では，残像の効果を測定する方法が示されている．

演習問題

問題1 正しいものはどれか.
1. NEQ は主観的総合評価法である.
2. X線のゆらぎは,画像上ではMTFおよびグラディエントによって増幅または低減されている.
3. 画像におけるノイズ成分のスペクトルの絶対値がWSである.
4. NEQ(u)は,1光子当たりのDQE(u)値である.
5. ディジタルWSにはエリアシング誤差は全く含まれない.

問題2 CRのDQE(Detective quantum efficiency)を空間周波数領域に拡張した式で正しいのはどれか.2つ選べ.

ただし,特性曲線の階調度をG,変調伝達関数をMTF(u),X線変動のウィナースペクトルを$\mathrm{WS}_{\Delta E/\bar{E}}(u)$,画素値のウィナースペクトルを$\mathrm{WS}_{\Delta PV}(u)$,単位面積当たりの量子数を$q$とする.

1. $\mathrm{DQE}(u) = \dfrac{\log_{10} e \cdot G \cdot \mathrm{MTF}(u)}{q \cdot \mathrm{WS}_{\Delta PV}(u)}$
2. $\mathrm{DQE}(u) = \dfrac{(\log_{10} e)^2 \cdot G^2 \cdot \mathrm{MTF}^2(u)}{q \cdot \mathrm{WS}_{\Delta PV}(u)}$
3. $\mathrm{DQE}(u) = \dfrac{\log_{10} e \cdot G \cdot \mathrm{MTF}(u)}{q \cdot \mathrm{WS}_{\Delta E/\bar{E}}(u)}$
4. $\mathrm{DQE}(u) = \dfrac{\mathrm{MTF}(u)}{q \cdot \mathrm{WS}_{\Delta E/\bar{E}}(u)}$
5. $\mathrm{DQE}(u) = \dfrac{\mathrm{MTF}^2(u)}{q \cdot \mathrm{WS}_{\Delta E/\bar{E}}(u)}$

第12章
画像の主観評価
——画像の視覚評価

　画質の評価法には物理評価法と視覚評価法とがある．
　物理評価法では，センサーで感知したすべての情報（フィルム透過後の光量やディジタル画像のピクセル値）が損失なく処理され，その結果は画像診断装置の物理的画質性能を客観的に与える．これに対して視覚評価法では，人間の視覚で捕らえた情報を脳で処理して知覚・判断する．このとき見えていても知覚できない場合や，逆に，機械よりも人間のほうがうまく知覚できるという場合もある．情報処理過程が根本的に異なるため，両者の評価結果は必ずしも一致しない．視覚評価法は，画像システムの診断精度と直接関連する結果を与えるため重要である．
　本章では，まず視覚系の情報処理，視覚の特性，そして心理学的測定法について概説し，その後，ハウレットチャート法，C-Dダイヤグラム，強制選択（AFC）法，一対比較法といった医用画像の視覚評価法としてよく利用される方法について解説する．

第 12 章 画像の主観評価—画像の視覚評価

12.1 視覚系の情報処理

視覚への刺激は，約 380 〜 780 nm の波長範囲にある光エネルギーである．視覚系に入力された光学像は，①眼球（光学結像），②網膜（信号形成），③視神経・視索・外側膝状体・視放線（信号伝達），④大脳（信号処理）において各種像処理が行われる（**図 12.1**）．

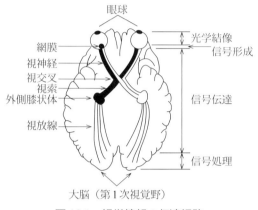

図 12.1 視覚情報の伝達経路

12.1.1 眼球（光学結像）

外界からの光学像は網膜上に結像する．眼球の形や屈折力に異常があると視力は低下し，像はボケる．

12.1.2 網膜（信号形成）

網膜には光電変換素子である視細胞がある．視細胞には，暗いところで明暗を高感度で検出する桿体と，明るいところで明暗および色を識別する錐体の 2 種類がある．さらに，水平細胞，双極細胞，アマクリン細胞，神経節細胞により網膜神経回路網が形成され，感度調節（**暗順応，明順応**），色情報分析（スペクトル応答特性），形状情報分析（空間分解能），動きのあるパターンに対する応答など，基本的な像処理を行う．

12.1.3 視神経・視索・外側膝状体・視放線（信号伝達）

網膜で処理された結果は視神経に伝えられ，視交叉によって右視野の情報は左側に，左視野の情報は右側に伝わる．視交叉後の視索を経て，中継部である外側膝状体において情報は整理され，視放線を経て大脳後頭部の第 1 次視覚野に達する．

12.1.4 大脳（信号処理）

第 1 次**視覚野**には特定の方向を向いた線に応答する細胞などがあり，エッジの方向や線分を検出・分解する．分析内容に応じて，次に示す主に 2 つの伝送

路に分けられ，各種図形に対して選択的に反応する細胞などによって，必要とする情報の抽出・認識といった高次の情報処理が行われる（**図12.2**）．

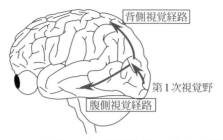

図12.2　大脳における視覚情報の主な伝達経路

① 腹側視覚経路：第1次視覚野 → 第2次視覚野 → … → 下側頭葉
　　図形や色情報を処理する．
② 背側視覚経路：第1次視覚野 → 第2次視覚野 → … → 頭頂葉
　　動きや空間位置情報を処理する．

12.2　視覚の特性

視覚系の情報処理は複雑である．このため視覚刺激に対する感覚，知覚，認知に関して複雑で，さまざまな心理的特性が現れる．ここでは，黒白の医用画像を視覚評価する際に，特に関連すると思われる視覚の特性の一部について解説する．

12.2.1　明るさに対する感覚

刺激強度 I を少しずつ変化させ，それまでとは違う感覚を得る最小刺激強度差 $\mathit{\Delta I}$ を**弁別閾**（difference threshold あるいは just noticeable difference（**jnd**：丁度可知差異））という．

I が極端に大きい場合や小さい場合を除けば，近似的に I と ΔI の比は一定である．

$$C = \frac{\Delta I}{I} \tag{12.1}$$

これが**ウェーバーの法則**（Weber's law）であり，C をウェーバー比という．種々の感覚に対してウェーバー比は測定されており，明るさに対しては 0.01〜0.02 程度である．

式（12.1）中の ΔI が十分に小さいと仮定して導出されたのが**フェヒナーの法則**（Fechner's law）で，人間の感覚量 S は I の対数に比例する（**図12.3**）．

$$S = k \log I + a \tag{12.2}$$

ここで，k は提示条件で定まる係数，a は定数である．

また，Stevens は S を指数関数で表現した（**スティーブンスのべき法則**（Stevens' power law））．

$$S = k(I - I_0)^n \tag{12.3}$$

ここで，I_0 は感じることができる最小刺激強度，n は感覚の種類で変わる値である．明るさについては $n = 0.33 \sim 0.5$ 程度であり，結果的に図 12.3 で示した対数関数に近い曲線となる．

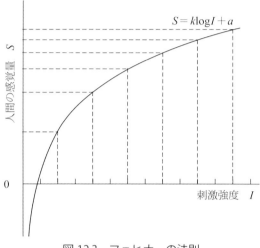

図 12.3　フェヒナーの法則

12.2.2　周波数特性

〔1〕　空間周波数特性

視覚の空間周波数特性を図 12.4 に示す．横軸は視角 1°当たりの空間周波数である．2 cycles/degree 付近で応答は最大で，空間周波数がそれよりも低くても高くても応答は低下する（バンドパスフィルタ型の特性）．なお，明るさや色によって特性は変化する．

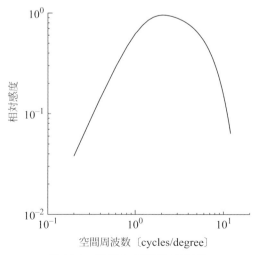

図 12.4　視覚の空間周波数特性

〔2〕　**時間周波数特性**

　時間周波数特性も空間周波数特性と同様の傾向を示す．明るさが時間的にゆっくり変動している場合はちらつき（**フリッカー**）を感じる．応答はある周波数で最大となり，周波数を高くすると連続光のように感じられる．このときの周波数を**臨界融合周波数**（critical fusion frequency：**CFF**）といい，見かけの明るさは点滅光の平均輝度となる．臨界融合周波数は 50 Hz 程度であるが，明るさによって特性は変化する．

12.2.3　マッハ効果

　明暗の境界部分でエッジが強調されて感じる（**図 12.5**）．これを**マッハ効果**（Mach effect）という．一般的な伝達特性（入力信号 → 視覚の空間周波数特性（バンドパスフィルタ）→ 出力信号）を考えると，マッハ効果は理解できる．

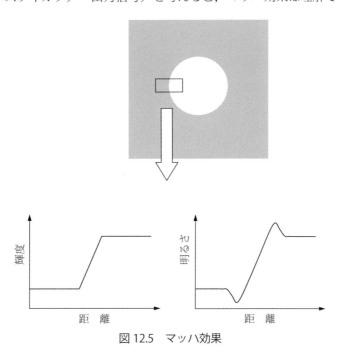

図 12.5　マッハ効果

12.3　心理学的測定法

　視覚評価では，視覚刺激に対する心理量（感覚，知覚，認知，感性）の変化を測定する．心理学の分野で開発されてきた心理学的測定法は，精神物理学的測定法と尺度構成法とに大別できる．

12.3.1　精神物理学的測定法

　精神物理学的測定法は定数測定法ともいい，物理的刺激を変化させたときの心理的変化を物理的な量で表すものである．測定される定数（精神物理定数）を**表 12.1** にまとめる．

表 12.1 精神物理定数

定数名	内容
①絶対閾	感覚が生じる最小の刺激値.
②刺激頂	感覚が生じる最大の刺激値，あるいは感覚がそれ以上進まない刺激値.
③弁別閾（jnd）	感覚に差が生じる最小の刺激変化量.
④等価値	標準刺激と，主観的に等しいと感じられる刺激値.
⑤定比値	標準刺激に対して，主観的にその n 倍にあたると感じられる刺激値.
⑥等価差異値	標準刺激が示す距離（隔たり）と主観的に等しい距離をもつと感じられる刺激値

測定には次のような方法が用いられる．
① **調整法**：物理的刺激を任意に変化させながら特定の感覚を与える刺激値を求める方法．
② **極限法**：物理的刺激を一定方向に徐々に変化させながら特定の感覚を与える刺激値を求める方法．
③ **恒常法**：物理的刺激をランダムに変化させて提示し判断を求める方法．被験者の予測の効果を取り除くことができる．
④ **信号検出理論**を応用した方法：雑音の中から特定の信号を検出する理論を心理量の測定に応用した方法．詳細は第 13 章で解説する．

医用画像を対象とした視覚評価法について，精神物理学的測定法の観点から分類すると，ランドルト環チャート法，**ハウレットチャート法**，**C-D ダイヤグラム**（contrast-detail diagram）は極限法，**強制選択**（alternative forced choice：**AFC**）**法**は恒常法，**受信者動作特性解析**（receiver operating characteristic analysis：**ROC 解析**）は信号検出理論を応用した方法といえる．

12.3.2 尺度構成法

尺度構成法とは，心理的変化を物理的な量に置き換えるのではなく直接数量化する方法である．尺度の種類には次のものがある．
① 名義尺度（分類尺度）：分類のために数値を名目として用いたもの．［例］男女の分類．
② 序数尺度（順序尺度）：数値を順序の指定に用いたもの．［例］競技の順位．
③ **距離尺度**（間隔尺度）：数値が順序関係だけでなく，数値間の距離（差）についても意味をもつもの．距離尺度 $= ax + b$（a, b：定数）で表現される．
④ **比例尺度**（比尺度）：数値間の距離に加えて，数値間の比についても意味をもつもの．ゼロ点をもち，比例尺度 $= ax$（a：定数）で表現される．

数学的操作を行う上では比例尺度が最も使いやすいが，実際の心理量で明確なゼロ点をもつものは稀である．

医用画像を対象とした視覚評価法では，**一対比較法**により距離尺度を測定することが多い．

12.4 よく利用される視覚評価法

視覚評価法としてよく利用される方法について解説する．なお，ROC 解析については，医用画像システムの診断能を評価できる，現在最も信頼性の高い重要な方法と考えられることから，第 14 章で別に解説する．

12.4.1 ハウレットチャート法

ハウレットチャートは，L. E. Howlett が考案したテストパターンで，1940 年代ころから写真用レンズや写真乳剤の評価に用いられてきた．X 線画像の視覚評価にもよく利用される．

〔1〕 ハウレットチャート

ハウレットチャートを図 12.6 に示す．厚さ 1.6 mm，縦横 50 mm の X 線透過性の基板上に，9 組の同じパターンが配置されている．1 組は 13 種類のサイズの銅製のドーナツ環から構成される．

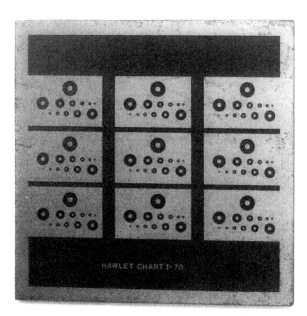

図 12.6 ハウレットチャート（P 型）

内径と外径の比は 1：3，内径および空間周波数は表 12.2 のとおりである．サイズが大きなものから順に番号が付してあり，番号が 4 だけ増えると内径は 1/2 になるように等比的に変化する．したがって，番号 i と，空間周波数 f〔cycles/mm〕との関係は次式で示される．

$$f = 2^{\frac{i-5}{4}} \tag{12.4}$$

$$i \fallingdotseq 13.3 \cdot \log f + 5 \tag{12.5}$$

式（12.5）を式（12.2）と比べるとわかるように，フェヒナーの法則を考慮しており，チャートの番号が等差的に画質の良さを表している（画質値）．

表12.2 ハウレットチャートの内径と空間周波数

番号 i 〔画質値〕	内 径 〔mm〕	空間周波数 〔cycles/mm〕
1	1.00	0.50
2	0.84	0.59
3	0.71	0.71
4	0.59	0.84
5	0.50	1.00
6	0.42	1.19
7	0.35	1.41
8	0.30	1.68
9	0.25	2.00
10	0.21	2.38
11	0.18	2.83
12	0.15	3.36
13	0.125	4.00

ドーナツ環の中心部が銅のものをP（ポジ）型，周りが銅のものをN（ネガ）型という．

〔2〕 評 価

ハウレットチャートをX線撮影し，9組それぞれについてドーナツ環のサイズが大きなもの（$i=1$）から順に読み取り，視認できる最小のものを最小視認閾値として，内径，空間周波数，画質値といった指標で評価する．また，空間周波数に対する視認確率（visibility）をグラフにする場合が多い（**図12.7**）．

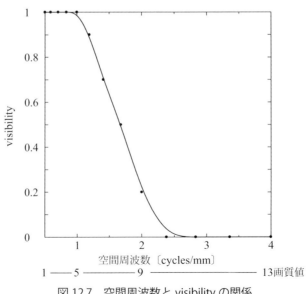

図12.7 空間周波数とvisibilityの関係

12.4.2　C-D ダイヤグラム

　C（contrast)-D（detail）ダイヤグラムとは，信号サイズと識閾コントラストとの関係を表す図である．信号のサイズとコントラストを数段階に変化させた画像を観察して，C-D ダイヤグラムを得る．信号の形状は，円形，円筒形，正方形などいろいろなものが用いられるが，よく用いられるのが G. C. E. Burger が考案したバーガーファントム（Burger phantom）である．

〔1〕　バーガーファントム

　バーガーファントムの模式図を図 12.8 に示す．1 枚のアクリル板に，サイズとコントラストを順次変化させた円形信号を格子状に配置したものである．アクリル板に穴を付した凹型バーガーファントムと，突起を付した凸型バーガーファントムがある．

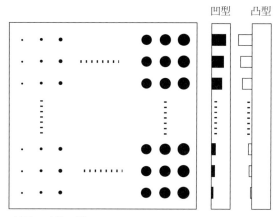

信号の形状の例：
－直径　　　　：1～8 mm（0.5 mm 間隔）
－深さ，高さ：1～8 mm（0.5 mm 間隔）

図 12.8　バーガーファントムの模式図

〔2〕　評　　価

　バーガーファントムの X 線撮影像を図 12.9 に示す．例として X 線量が極端に異なる場合の撮影像を示した．（a）は基準線量，（b）は，その 1/16 の線量における撮影像である．低線量撮影では，X 線量子ノイズの影響によって円形信号の視認性が悪化していることがわかる．信号サイズごとに視認できるコントラスト（穴の深さ，突起の高さ）を読み取る（あるいはコントラストごとに視認できる信号サイズを読み取る）．読み取ったコントラストを識閾コントラストとして，図 12.10 のような C-D ダイヤグラムを描く．

　一般に信号サイズが大きければ低コントラストでも信号を識別でき，信号サイズが小さければ高コントラストでなければ信号を識別できない．したがって，図 12.10 のように x 軸に信号サイズ，y 軸に識閾コントラストをとると，右下がりの曲線になる．曲線が下側に位置するほど，わずかなコントラストでも信号を識別できることを意味することから，低コントラスト分解能が良い画像システムと

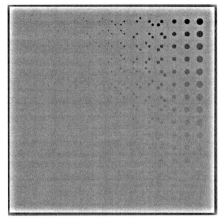
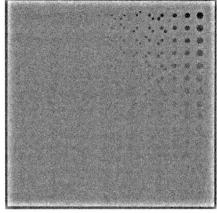

(a) 基準線量　　　　　　　　　　　　(b) 1/16 線量

信号サイズが小さいところ（図の右側から4列目から左側）は中央部に加え，ランダムな位置に信号を配置している．観察者に信号位置を選択してもらうタイプのものである．
　　　　　―信号サイズ：0.3 mm ～ 8.0 mm
　　　　　―信号の深さ：0.3 mm ～ 8.0 mm

図 12.9　バーガーファントムの X 線撮影像

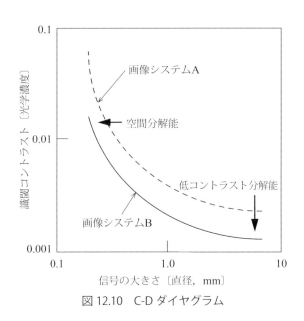

図 12.10　C-D ダイヤグラム

評価できる．また，曲線が左側に位置するほど，あるコントラストのとき，どれぐらい小さなサイズの信号まで検出できるのかを意味することから，空間分解能の良い画像システムと評価できる．

　C-D ダイヤグラムは下側に位置するほど画質が良いと判断できることから，識閾コントラストの積分値を求め，これを**画質指数**（IQF：image quality figure）と呼び，画質の単一指標として評価する場合もある．

　図 12.11 は図 12.9 に示した画像の観察結果から C-D ダイヤグラムを描いたものである．撮影 X 線量が高いほど，曲線は左下方に移動することがわかる．

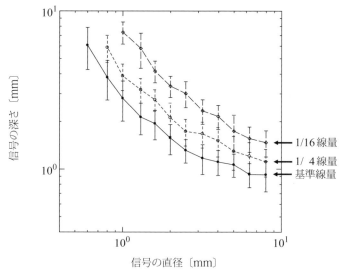

X線量ごとに2枚の画像試料を作成し，観察者6名によって観察した平均C-Dダイヤグラムである．縦軸は信号の深さとした．誤差棒は標準偏差を示す．

図12.11　C-Dダイヤグラムの一例

12.4.3　強制選択（AFC）法

いずれか一方に信号を含む2枚の画像を観察者に提示し，信号があると感じられる画像を選択させる．たとえ信号がどちらにあるのかわからない場合でも，観察者には強制的に選択させる．正しく言い当てた正答率によって，画像システムの信号検出率を評価する．同時に2枚の画像から選択させる方法を**2肢強制選択**（2-alternative forced choice：**2AFC**）**法**という．

2AFC法で評価できる検出率は50％（全く信号がわからない場合）〜100％と比較的狭い範囲である．しかし，選択する画像数を増やせば検出率の取りうる範囲を広げることができ，より精度の高い検出率の評価結果を得ることができる．選択する画像数を増やすには，画像数そのものを増やしてもよいが，1枚の画像を区分し信号位置を選択するのでもよい．1枚の画像を4区分に分割し，その1つに信号を入れる4AFC法では検出率下限値は25％になる．

医用画像の視覚評価では1枚の画像を18区分に分割する18AFC法（検出率下限値：5.6％）や，25区分に分割する25AFC法（検出率下限値：4.0％）がよく利用される．

2AFC法の検出率は，理論的にROC曲線の下側の面積に対応する．

12.4.4　一対比較法

数種類の画像を同時に観察し，画質の良し悪しを心理的に直接測定することは困難であるが，一対（ペア）ごとに比較判断することは容易である．一対比較法とは，n種類の刺激I_1, I_2, I_3, $\cdots$, I_nが与えられるとき，その中から(I_i, I_j)のように2個ずつ組み合わせて対をつくり，それを比較判断した結果を基に各刺激に対する心理的尺度を構成する方法である．

〔1〕 比較判断の法則

一対の刺激 (I_i, I_j) の比較判断について考える．刺激に対する心理的反応は確定的なものではなく，ゆらぎがある確率的なものと想定される（**図 12.12**）．横軸の心理的尺度とは，頭の中に想起する画質の良さや好ましさなどである．各刺激に対する確率変数をそれぞれ x_i, x_j と考え，その確率密度分布は平均 μ_i, μ_j, 標準偏差 σ_i, σ_j の正規分布に従うと仮定する．

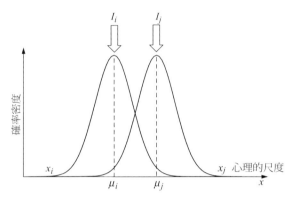

図 12.12 刺激に対する心理的反応

刺激 (I_i, I_j) の比較判断において，I_i が選択された場合は，心理的尺度上で $x_i > x_j$ であったことを意味し，逆に I_j が選択された場合は，$x_i < x_j$ であったことを意味する．つまり，$x_i - x_j$ の正負によって，I_i と I_j のどちらかが選択されることになる．

x_i, x_j ともに正規分布を仮定しているので，$x_i - x_j$ もまた正規分布に従う（**図12.13**）．その平均値 μ_{ij}, 標準偏差 σ_{ij} は次式で示される．

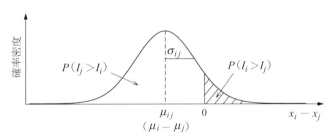

図 12.13 2種類の刺激の差の分布

$$\mu_{ij} = \mu_i - \mu_j \tag{12.6}$$

$$\sigma_{ij} = \sqrt{\sigma_i^2 + \sigma_j^2 - 2r_{ij}\sigma_i\sigma_j} \tag{12.7}$$

ここで，r_{ij} は x_i と x_j の相関係数である．

図 12.13 の斜線部分 $(x_i - x_j > 0)$ は I_i が選択される確率 $P(I_i > I_j)$，白い部分 $(x_i - x_j < 0)$ は I_j が選択される確率 $P(I_j > I_i)$ である．

図 12.13 の横軸 0 から μ_{ij} までの距離を，標準正規分布（平均 0，標準偏差 1）

上の距離 $-z_{ij}$ として求める．まず確率変数 $x_i - x_j$ を，標準正規分布における確率変数 Z_{ij} に変換する．

$$Z_{ij} = \frac{(x_i - x_j) - \mu_{ij}}{\sigma_{ij}} \tag{12.8}$$

$x_i - x_j = 0$ のときの Z_{ij} の値が $-z_{ij}$ である．

$$z_{ij} = \frac{\mu_{ij}}{\sigma_{ij}} \tag{12.9}$$

式（12.9）に式（12.6），（12.7）を代入すると

$$\mu_i - \mu_j = z_{ij}\sqrt{\sigma_i^2 + \sigma_j^2 - 2r_{ij}\sigma_i\sigma_j} \tag{12.10}$$

が得られる．これが **Thurstone の比較判断の法則**であり，尺度構成の基礎を与える．

尺度化の手順は，実測される $P(I_i > I_j)$ から標準正規分布における z_{ij} の値を求め，式（12.10）から距離尺度である $\mu_i - \mu_j$ を求めればよい．しかし，式（12.10）をそのまま用いても未知数が多くて求められない．そこで，次の条件を仮定する．

① 刺激に対する心理的反応のゆらぎ（標準偏差）はすべて等しい（$\sigma_i = \sigma_j = \sigma$）
② 刺激間の相関係数はすべて等しい（$r_{ij} = r$）

したがって，式（12.10）は

$$\mu_i - \mu_j = z_{ij}\sigma\sqrt{2(1-r)} \tag{12.11}$$

となる．$\sigma\sqrt{2(1-r)}$ は刺激とは無関係の定数であるので，これを測定単位として考えれば

$$\mu_i - \mu_j = z_{ij} \tag{12.12}$$

であり，実測値から $\mu_i - \mu_j$ を求めることができる．

〔2〕 データ処理の実際

n 種類の刺激 $I_1, I_2, I_3, \cdots, I_n$ から (I_i, I_j) の対を ${}_nC_2 = \dfrac{n\cdot(n-1)}{2}$ 通りつくり，一対比較を行った場合のデータ処理の手順は次のとおりである．

① I_i が I_j より良いと比較判断された確率（割合）$P(I_i > I_j)$ を求める（**表12.3**）．ここで，$P(I_j > I_i) = 1 - P(I_i > I_j)$ である．
② 正規分布表から $P(I_i > I_j) = \Phi(z_{ij})$ となる z_{ij} を求める（**表12.4**）．ここで，$\Phi(z_{ij})$ は標準正規曲線の $-\infty$ から z_{ij} までの下の面積である．表12.3の対角線上の値は測定されないが，この部分は $P(I_i > I_j) = 0.5$ と考えられるため，表12.4の対角線上の z_{ij} は 0 になる．また，$z_{ij} = -z_{ji}$ である．
③ 表12.4の各列の平均値が刺激 I_i の尺度値である．

（各列の平均値は，各尺度値 μ_i から $\dfrac{\sum \mu_j}{n}$ を減算したものであり μ_i とは異なるが，距離尺度は原点を任意の位置に定めてよいから，結局，すべての μ_i から同じ数を減算しているだけなので，各 μ_i 間の距離は変わらない．）

表 12.3　$P(I_i > I_j)$

I_j \ I_i	I_1	I_2	I_3	...	I_n
I_1	—	$P(I_2 > I_1)$	$P(I_3 > I_1)$	...	$P(I_n > I_1)$
I_2	$P(I_1 > I_2)$	—	$P(I_3 > I_2)$	...	$P(I_n > I_2)$
I_3	$P(I_1 > I_3)$	$P(I_2 > I_3)$	—	...	$P(I_n > I_3)$
...	...	...	...	—	...
I_n	$P(I_1 > I_n)$	$P(I_2 > I_n)$	$P(I_3 > I_n)$	...	—

表 12.4　$P(I_i > I_j) = \Phi(z_{ij})$ を満たす z_{ij}

I_j \ I_i	I_1	I_2	I_3	...	I_n
I_1	0	z_{21}	z_{31}	...	z_{n1}
I_2	z_{12}	0	z_{32}	...	z_{n2}
I_3	z_{13}	z_{23}	0	...	z_{n3}
...	...	...	...	0	...
I_n	z_{1n}	z_{2n}	z_{3n}	...	0
平均	$\mu_1 - \dfrac{\Sigma \mu_j}{n}$	$\mu_2 - \dfrac{\Sigma \mu_j}{n}$	$\mu_3 - \dfrac{\Sigma \mu_j}{n}$	...	$\mu_n - \dfrac{\Sigma \mu_j}{n}$

12.5　視覚評価結果の変動

視覚評価は物理評価と比較して得られた結果に大きな変動が含まれる．信頼性の高い評価結果を得るためには，変動を意識して実験計画を立案することが重要である．一般に視覚評価実験は，複数の観察者に複数の観察試料を提示して行われる．

最終結果に影響を与える主な変動成分は，①観察者間変動，②試料間変動，③観察者内変動である．

① **観察者間変動**：同じ画像試料を用いても，観察者が違えば評価結果に変動が現れる．これは，観察者個々の判定基準の設定の相違に起因する．判定基準の設定やバラツキの度合いは職種や経験にも関係することから，職種や経験による観察者のグループ化も一般に行われる．また，観察者に対する実験前の訓練は観察者間の判定基準の設定を，ある程度そろえる効果がある．

② **試料間変動**：同じ画像特性（物理的画質特性）である観察試料であっても，観察試料個々で評価結果に変動が現れる．被写体の見え方は被写体と，その周りのノイズパターンとの関係で変化するためである．

③ **観察者内変動**：同じ観察者が同じ観察試料を観察しても，毎回同じ評価結果が得られるというわけではない．これは，観察者が設定した判定基準のゆらぎに起因する．観察者に対する実験前の訓練は，観察者内変動の抑制に有効である．

視覚評価結果の全変動 S_t が，観察者間変動 S_b，試料間変動 S_s，観察者内変動 S_w によって生じると仮定すると，S_t は次式で与えられる．

$$S_t = \sqrt{\frac{S_b^2}{N_b} + \frac{S_s^2}{N_s} + \frac{S_w^2}{N_b N_s N_w}} \qquad (12.13)$$

ここで，N_b は観察者数，N_s は観察試料数，N_w は一人の観察者が同一観察試料を繰り返し観察する数である．N_b, N_s, N_w を増やせば全変動を抑えられるが，実験は一般に限られた状況（時間，労力）で行われるので，効率良く全変動を抑える必要がある．S_b, S_s, S_w は実験系によって異なるが，予備実験などで見積もり，全変動を効率良く抑えられる N_b, N_s, N_w の組合せを求めて実験を計画する．

演習問題

問題1 正しいものはどれか．2つ選べ．
1. 輝度と，人間が感じる明るさとの関係は線形である．
2. 視覚の空間周波数特性はローパスフィルタ型である．
3. 網膜ではパターンの認識など高次の情報処理が行われる．
4. それまでとは違う感覚を得る最小刺激強度差をjndという．
5. マッハ効果とは明暗の境界部分でエッジが強調されて感じる現象である．

問題2 視覚評価法で誤っているものはどれか．
1. ランドルト環を利用する方法がある．
2. 一対比較法は精神物理学的測定法に分類される．
3. C-Dダイヤグラムで低コントラスト分解能が評価できる．
4. ハウレットチャートのドーナツ環の大きさは等比級数的に変化する．
5. AFC法の信号検出率下限値は画像提示枚数（画像分割数）の逆数である．

第 13 章
画像の主観評価
—信号検出理論

　信号検出理論とは「雑音の中から信号を検出する過程」を扱う理論である．医用画像診断とは，「物理的なノイズや多くの正常構造を含む医用画像から病変という信号を検出する行為」である．したがって，信号検出理論を医用画像システムの画質評価に適用すれば，主観的な病変検出能や診断能を数量として計測することが可能となる．

　本章では，信号検出理論の主要原理である統計的決定理論を中心に解説する．人間の視覚刺激に対する反応の種類，信号の有無を判断するための最適な決定則について学び，信号検出理論を基盤とする視覚評価法である ROC 解析の理解に役立てる．

13.1　視覚評価への信号検出理論の応用

信号検出理論（signal detection theory）とは，雑音の中から信号を検出する際の最適なメカニズムを追求する理論である．

精神物理学的測定法として古典的な調整法，極限法，恒常法は，基本的に人間の感覚に閾値が存在することを仮定している．これに対して，信号検出理論では感覚の閾値を仮定する必要がない．例えば，従来の手法では何も刺激がなければ人間に感覚は生じないということを前提とするが，信号検出理論では刺激（信号）がないものに対する人間の応答も扱う．

信号検出理論は，雑音の中から信号を検出するという具体的な課題に対する観察者の決定行動を分析するもので，心理学などいろいろな分野へ応用されてきた．医用画像の視覚評価への応用は 1960 年代から始まっている．

13.2　統計的決定理論

信号検出理論の主要な原理は**統計的決定理論**から導き出されている．

13.2.1　刺激-反応行列

雑音の中から信号を検出する行為は，基本的に，信号がある場合とない場合の 2 通りの入力に対して，「信号あり」と答えるか「信号なし」と答えるかの 2 通りの出力である．この 2 入力 2 出力の関係をまとめたのが**刺激-反応行列**であり，次に示す 4 種類の反応に分類できる（**図 13.1**）．

① 「信号を含む画像（s）」を見て「正しく信号あり（S）」と答える（**真陽性**（true positive：**TP**），hit）

　条件付き確率 $P(S|s)$ を，真陽性率（true positive fraction：**TPF**），**感度**（sensitivity），感受性，有病正診率などという．

② 「信号を含む画像（s）」を見て「誤って信号なし（N）」と答える（**偽陰性**（false negative：**FN**），miss）

　条件付き確率 $P(N|s)$ を，偽陰性率（false negative fraction：**FNF**），ミス確率などという．

③ 「雑音のみの画像（n）」を見て「誤って信号あり（S）」と答える（**偽陽性**（false positive：**FP**），false alarm）

　条件付き確率 $P(S|n)$ を，**偽陽性率**（false positive fraction：**FPF**），誤報確率などという．

④ 「雑音のみの画像（n）」を見て「正しく信号なし（N）」と答える（**真陰性**（true negative：**TN**），correct rejection）

　条件付き確率 $P(N|n)$ を，**真陰性率**（true negative fraction：**TNF**），**特異度**（specificity），無病正診率などという．

ここで，

$$P(S|s) + P(N|s) = 1 \tag{13.1}$$

$$P(S|n) + P(N|n) = 1 \tag{13.2}$$

である．したがって，例えば $P(S|s)$ と $P(S|n)$，いわゆる「信号あり（S）」と反応した2つの結果だけを示せば，図 13.1 に含まれるすべての情報を表すことができる．$P(S|s)$ と $P(S|n)$ との関係を図示したものが**受信者動作特性曲線（ROC 曲線**（receiver operating characteristic curve））である．

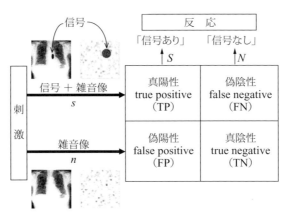

図 13.1　刺激-反応行列

13.2.2　信号有無の判断のための最適な決定則

観察者が画像を観察し，観測値 X に対して「信号あり」あるいは「信号なし」のいずれかの判定を下す．観察者は，判定を下すために利得と損失を考え，最大利得を得るための最適な決定を行う．図 13.2 は，図 13.1 で示した刺激-反応行列の対応する位置に利得と損失を示したものである．V_{Ss}，V_{Nn} はそれぞれ真陽性（TP），真陰性（TN）といった正しい判定を下した場合の利得である．一方，$-V_{Sn}$，$-V_{Ns}$ はそれぞれ偽陽性（FP），偽陰性（TN）といった誤った判定を下した場合の損失である．X を得た後における，信号が提示されていた確率（事後確率）を $P(s|X)$，雑音が提示されていた確率を $P(n|X)$ とすると

$$V_{Ss} \cdot P(s|X) - V_{Sn} \cdot P(n|X) \geqq V_{Nn} \cdot P(n|X) - V_{Ns} \cdot P(s|X) \qquad (13.3)$$

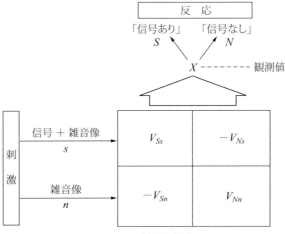

図 13.2　利得と損失

のときはすべて「信号あり」と答え，逆の場合はすべて「信号なし」と答えれば，最大の平均利得が得られることになる．

しかし，$P(s|X)$，$P(n|X)$ は事後確率であるため未知である．式（13.3）は，

$$\frac{P(s|X)}{P(n|X)} \geq \frac{V_{Nn} + V_{Sn}}{V_{Ss} + V_{Ns}} \tag{13.4}$$

であり，既知の確率で表すために**ベイズの定理**（Bayes' theorem）を適用する．

$$\frac{P(X|s)}{P(X|n)} \geq \frac{P(n)}{P(s)} \cdot \frac{V_{Nn} + V_{Sn}}{V_{Ss} + V_{Ns}} \tag{13.5}$$

$P(s)$，$P(n)$ はそれぞれ信号，雑音が提示される事前確率である．

$P(X|s)$，$P(X|n)$ はそれぞれ信号，雑音が提示されて X を得る条件付き確率である．このような 2 つの確率分布の比を**尤度比**（likelihood ratio）という．式（13.5）の左辺（尤度比）を $l(X)$，右辺を β とおく．

$$l(X) \geq \beta \tag{13.6}$$

最適な決定則は，式（13.6）が成立する場合にのみ「信号あり」，逆の場合には「信号なし」と判定することである．

実際の観察者の行動において，決定を左右するのは事前確率や利得・損失ではなく，主観的なものである．したがって，判定基準を与える β の値は変わる．しかしながら，最適な決定則は，尤度比に基づくことに変わりはない．

ROC 曲線とは，判定基準である β を変化させたときの観察者の応答特性である．

13.3　理想的観察者

信号検出理論の特色の 1 つが**理想的観察者**（ideal observer）の概念を導入したことである．

理想的観察者とは，雑音と信号を含む画像から有効な情報をすべて抽出し，尤度比を計算し，判定基準との比較を行い，尤度比が判定基準を超えるときにだけ反応するものであり，弁別能力の上限である．

信号検出理論を用いて知りたいことは実際の観察者の反応であるが，理想的観察者は人間の検出行動の絶対的な標準であり，これと比較することで実際の人間の能力を評価することができる．

演習問題

問題 1 観察者へ提示する刺激として,「信号を含む画像」を s,「雑音のみの画像」を n とする.これに対する観察者の反応として,「信号ありと答える」を S,「信号なしと答える」を N とする.正しいものはどれか.
ただし,$P(X|x)$ は条件付き確率である.
1. $P(N|s)$ を感度という.
2. $P(N|n)$ を特異度という.
3. $P(S|s)$ は 1 を超える場合がある.
4. $P(S|s)$ がわかれば $P(S|n)$ がわかる.
5. $P(S|n)$ は利得と考えることができる.

問題 2 正しいものはどれか.2 つ選べ.
1. ROC 曲線における尤度比は 1 に対応する.
2. ベイズの定理により事後確率を事前確率に変換できる.
3. 統計的決定理論では尤度比に基づき最適な決定が行われる.
4. 利得と損失を考慮すると損失が大きい場合は no と回答する.
5. 信号と雑音が提示される確率がそれぞれわかっていれば観察者の応答は決定する.

第14章
画像の主観評価
──ROC解析

　ROC解析は医用画像システムの信号検出能，診断能を評価できる信頼性の高い視覚評価法であり，世界中で広く利用されている．

　本章では，ROC曲線のもつ意味と特徴から始め，実際の実験方法から結果の解析に至るまで順を追って解説する．また，ROC解析の欠点を補うために開発されたLROC解析，そしてコンピュータ支援診断（CAD）の技術的性能評価法として活用されているFROC解析について概説する．

第14章 画像の主観評価—ROC解析

14.1 ROC曲線

14.1.1 ROC曲線とは

ROC曲線とは，刺激–反応行列における$P(S|s)$（真陽性率（TPF））を縦軸に，$P(S|n)$（偽陽性率（FPF））を横軸にとって表示したものである（**図14.1**）.

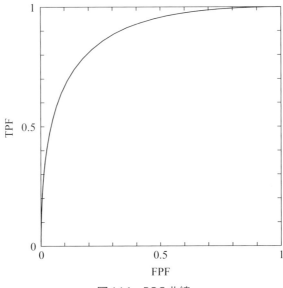

図14.1 ROC曲線

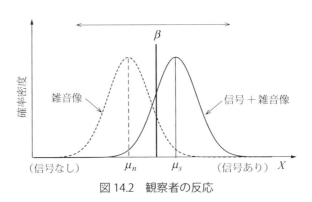

図14.2 観察者の反応

信号を含む画像が提示された場合（以下，「信号＋雑音像」で示す）と，雑音のみの画像が提示された場合（以下，「雑音像」で示す）の観察者の反応を**図14.2**に示す．それぞれの反応の確率密度分布$f(X|s)$, $f(X|n)$は，それぞれ平均μ_s, μ_n，標準偏差σ_s, σ_nの独立した正規分布に従うと仮定する．

$$\left.\begin{array}{l} f(X|s) = \dfrac{1}{\sqrt{2\pi}\sigma_s} e^{-\frac{(X-\mu_s)^2}{2\sigma_s^2}} \\[2mm] f(X|n) = \dfrac{1}{\sqrt{2\pi}\sigma_n} e^{-\frac{(X-\mu_n)^2}{2\sigma_n^2}} \end{array}\right\} \quad (14.1)$$

$P(S|s)$ と $P(S|n)$ は,ある判定基準 β を設けたときの,各分布における「信号あり」と答える確率であるから,図 14.2 では β の右側の面積に対応する.

$$
\left.\begin{array}{l}
P(S|s) = \displaystyle\int_{\beta}^{\infty} f(X|s)dX \\
P(S|n) = \displaystyle\int_{\beta}^{\infty} f(X|n)dX
\end{array}\right\} \tag{14.2}
$$

β を変化させ,$P(S|s)$ と $P(S|n)$ の関係を求めれば ROC 曲線が得られる.

14.1.2 ROC 曲線の形状

「信号 + 雑音像」および「雑音像」に対する両正規分布 $f(X|s)$,$f(X|n)$ の形状と,それから得られる ROC 曲線の形状との関係について解説する.

〔1〕 等分散の場合

図 14.3 は両正規分布が等分散の場合である.図 (a) は両正規分布が交差しているとき,図 (b) は両正規分布が離れているとき(信号と雑音とが完全に区別できているとき),図 (c) は両正規分布が一致しているとき(信号と雑音とが全く区別できていないとき)である.

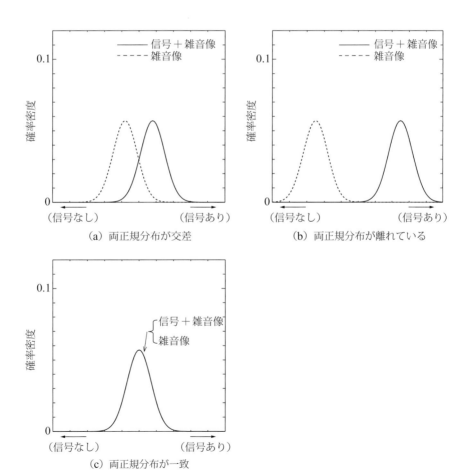

図 14.3 等分散の両正規分布の例

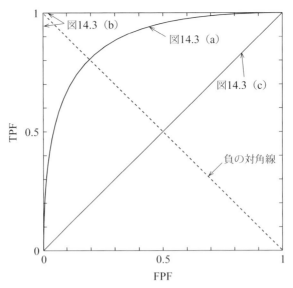

図 14.4　等分散の両正規分布に対する ROC 曲線

　図 14.3 の両正規分布から得られる ROC 曲線を**図 14.4** に示す．図 14.3（b）で示した信号と雑音とが完全に区別できている場合には，ROC 曲線は左上角の軸上にある．図 14.3（c）で示した信号と雑音とが全く区別できていない場合には，ROC 曲線は正の対角線上にある．図 14.3（a）の両正規分布が交差している場合（一般的な場合），ROC 曲線は図 14.3（b）と（c）の間に位置し，信号の検出が正確であるほど左上角に近づき，不正確であるほど正の対角線に近づく．

　図 14.4 から明らかなように両正規分布が等分散である場合，ROC 曲線は負の対角線に対して線対称となる．

〔2〕　**不等分散の場合**

　図 14.5 は両正規分布が不等分散の場合である．ここで，両正規分布の平均値の差はすべて同じと仮定した．図 14.5（a），（b）は，$\sigma_n < \sigma_s$ であり，図（a）と（b）では図（b）のほうがより σ_s が大きい．図 14.5（c），（d）は，$\sigma_n > \sigma_s$ であり，図（c）と（d）では図（d）のほうがより σ_n が大きい．

　図 14.5（a），（b）から得られる ROC 曲線を**図 14.6** に示す．図 14.5（a）は等分散の場合と比較して左へ移動し，さらに図 14.5（b）は右上角で逆 S 字状を呈する曲線となる．図 14.5（c），（d）から得られる ROC 曲線を**図 14.7** に示す．図 14.5（c）は等分散の場合と比較して上へ移動し，さらに図 14.5（d）は左下角で S 字状を呈する曲線となる．

　図 14.5（b），（d）の右上角，左下角で見られる部分は正の対角線の下側に位置し，これは図 14.5（b），（d）に示した斜線部分の影響によるものである．信号と雑音とが全く区別できていない場合でも本来 TPF = FPF であり，TPF が FPF を下回ることはない．このような現象が生じた場合は，「信号＋雑音像」と「雑音像」とで両正規分布の分散が極端に異なることを意味し，実験上の問題などが考えられるため結果の解釈には注意を要する．

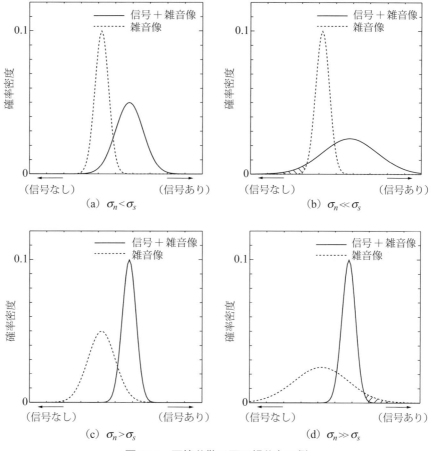

図 14.5　不等分散の両正規分布の例

14.1.3　ROC 曲線の単一指標

ROC 曲線全体の特性を反映する単一指標があれば，ROC 曲線を定量的に比較することが容易である．よく用いられるものに次のような指標がある．

〔1〕　ROC 曲線の下側の面積（AUC）

図 14.4 に示したように，ROC 曲線は，信号と雑音とを完全に区別できている場合には左上角を通る軸上，全く区別できていない場合には正の対角線上にある．したがって，**ROC 曲線の下側の面積**（area under the ROC curve：**AUC**）により信号検出の良さを比較できる．AUC は最大値が 1.0（左上角を通る場合の正方形の面積），最小値が 0.5（正の対角線上にある場合の三角形の面積）となる．

AUC は，最もよく使われる指標であり，2AFC 法で得られる信号検出率と理論的に等価である．

〔2〕　両正規分布の分離度（d'，$d'e$）

図 14.3 から明らかなように，両正規分布が離れているほど，信号と雑音をよく区別できることを意味し，ROC 曲線は左上角に近づく．したがって，両正規分布の平均値の差を指標として用いることができる．

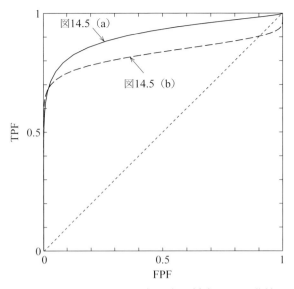

図 14.6 $\sigma_n < \sigma_s$ の両正規分布に対する ROC 曲線

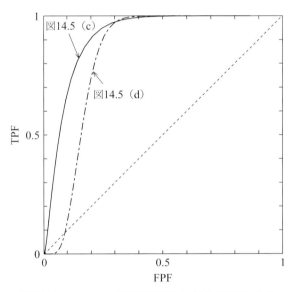

図 14.7 $\sigma_n > \sigma_s$ の両正規分布に対する ROC 曲線

① 等分散の場合 (d')
$$d' = \frac{\mu_s - \mu_n}{\sigma} \quad (14.3)$$
$$(\sigma = \sigma_s = \sigma_n)$$

② 不等分散の場合 ($d'e$)
$$d'e = \frac{\mu_s - \mu_n}{\sigma_m} \quad (14.4)$$
$$\left(\sigma_m = \frac{\sigma_s + \sigma_n}{2}\right)$$

14.2 観察実験の方法

信号検出理論に基づく実験法には，**yes-no 実験**，**強制選択実験**，**評定実験**がある．

yes-no 実験とは，観察者が自分の意思で判定基準を何度も変化させながら信号の有無を判断するものである．このような手法を画像の観察実験に適用すると，観察者の負担が大きいため，一般には用いない．

強制選択実験（12.4.3 項参照）では，実験の仕方によって ROC 曲線を求めることが可能である．しかし，一般に信号検出率を評価する目的で実施することが多い．

ここでは，最も一般的な評定実験（評定確信度法および連続確信度法）について解説する．

14.2.1 評定確信度法

評定確信度法とは観察者の反応（確信度）を，yes-no 実験や強制選択実験のように信号があるかないかの 2 通りで評定するのではなく，数段階のカテゴリーを用いて評定する方法である．

次のように，5 段階程度のカテゴリーを設ける場合が多い．
① 信号は絶対にない
② 信号はたぶんない
③ わからない
④ 信号はたぶんある
⑤ 信号は絶対にある

表 14.1 は，「信号＋雑音像」50 枚，「雑音像」50 枚を提示したときの観察者の反応を評定確信度法で測定した例である．表 14.1 の上欄外に示した判定基準

表 14.1 ROC 曲線を算出する方法

試料の種類	解析工程	① 信号は絶対にない	② 信号はたぶんない	③ わからない	④ 信号はたぶんある	⑤ 信号は絶対にある
信号＋雑音像 ($s=50$ 枚)	評定結果の分類	1	5	19	17	8
	判定基準より右側の総数 S	50	49	44	25	8
	$P(S\|s)=S/s$	1.00	0.98	0.88	0.50	0.16
雑音像 ($n=50$ 枚)	評定結果の分類	8	17	19	5	1
	判定基準より右側の総数 S	50	42	25	6	1
	$P(S\|n)=S/n$	1.00	0.84	0.50	0.12	0.02

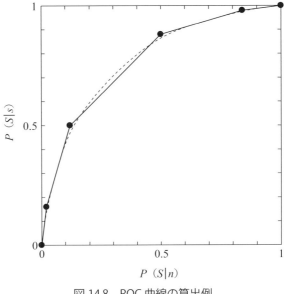

図 14.8　ROC 曲線の算出例

を順次変化させ，判定基準より右側のデータの総数から $P(S|s)$ と $P(S|n)$ を求め，これをフィッティングして ROC 曲線を描くことができる（**図 14.8**）．

なお，実用的な（推定精度の高い）ROC 曲線は，得られた評定結果から両正規分布を推定し，$P(S|s)$ と $P(S|n)$ を算出することにより求める．

14.2.2　連続確信度法

連続確信度法（continuously-distributed scales method）とは，カテゴリーを設けずに**図 14.9** に示すような長さ 50 mm 程度の連続スケール（左端が「信号がない」，右端が「信号がある」）を利用して，観察者の評定結果を自由にマークしてもらう方法である．確信度はスケールの左端からマークまでの距離で求める．カテゴリー分類は観察実験終了後に行う．

連続確信度法は評定確信度法と比較して，観察者にとってカテゴリー分類の困難さがなく，また観察実験中における観察者の判定基準のゆらぎにも強い．このため，連続確信度法が近年の主流になっている．

14.3　観察実験の流れ

一般に，ROC 解析における観察実験はやり直しが困難な場合が多い．画像試料の準備から観察実験終了まで慎重に進める必要がある．

14.3.1　画像試料の準備

① 画像試料の選択：ROC 解析は，異なる画像システム間・画像処理間の診断能の比較や CAD の性能評価など，さまざまな目的に対して適用でき，その目的に応じて画像試料の種類が選択される．画像試料はファントム画像と臨床画像とに大別できる．それぞれの特徴を**表 14.2** にまとめる．試料数は，多いほ

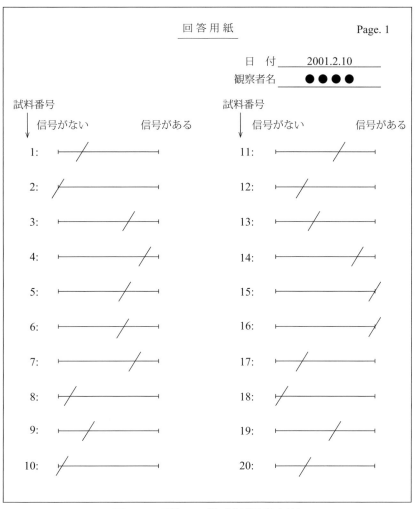

図 14.9　回答の一例（連続確信度法）

表 14.2　画像試料の種類と特徴

画像試料	信号	雑音	実験目的	利点	欠点
ファントム画像	○X線フィルム片 ○ビーズ玉 ……	○アクリルや水などの散乱体 ○人体ファントムの構造	○物理的な画質因子の基礎的評価 ○単純な見えやすさによる画像システムの評価	○試料枚数を増やすことが容易 ○信号・雑音の特性を自由に変えられる	○臨床応用に関連する評価の場合は有用性が低い
臨床画像	○病変	○人体の正常構造 ○物理的ノイズ ○アーチファクト	○画像システムの臨床的評価 ○CADの性能評価	○臨床応用に直接関連する診断能を評価できる	○試料の収集に時間と労力を要する

うが試料間変動を抑えられるためよいが，観察実験に要する時間，観察者の疲労も考慮して設定する．観察者数，観察回数にもよるが，通常，「信号＋雑音像」，「雑音像」合わせて 100 〜 200 枚程度を準備する．
② 予備実験：画像試料が準備できたら，実験実施者らが観察者となり予備実験を行う．これにより画像試料の難易度が把握できる．信号の検出が困難すぎても簡単すぎても良い結果は得られない．
③ 試料の提示順：画像試料は，読影順序効果（信号検出が困難あるいは容易な順に提示すると結果に差が生じる）を排除するため，ランダムな順に配置する．また，観察者ごとに画像試料をランダムな順に配置し直すことも必要である．

14.3.2 観察実験

① 観察者数：多いほうが観察者間変動を抑えられるためよいが，一般に多くの観察者を確保することは困難である．しかし，少なくとも 5 名以上の観察者を確保したほうがよい．
② 実験説明：観察者に対して実験目的，回答方法，実験時の注意事項，画像試料の内容などについて十分説明を行う．また，訓練用の画像試料を準備し，納得するまで訓練する．
③ 実験実施：実験時には回答用紙とは別に，実験説明時の内容を指示書としてまとめておき，観察者が実験中にすぐに見られるようにしておくと親切である（**図 14.10**）．

観察者への指示

(1) この実験の目的は，ドットプリンタで出力した胸部単純X線画像の腫瘤陰影検出能について基礎データを得ることにあります．
(2) 観察する胸部画像は 60 枚で，腫瘤陰影が含まれているものと含まれていないものがあります．
(3) 腫瘤陰影には良性のものと悪性のものの両方が含まれています．
(4) 以下に示す自由スケール上に確信度評定をマークしてください．

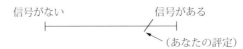

左端：確実に腫瘤陰影がない．
右端：確実に腫瘤陰影がある．
(5) 実験中は一貫した評定をし，かつ，均等に自由スケールを使うようにしてください．
(6) 画像観察の時間制限はありません．

実験にご協力ありがとうございました．

この実験に関しての感想，およびプリンタ出力画像の印象や実験で用いた提示画像試料などについてのご意見等がございましたら，ご記入よろしくお願い申し上げます．

図 14.10　指示書の例

14.4 平均ROC曲線と統計的有意差検定

14.4.1 平均ROC曲線

観察実験は複数の観察者により実施される．**図14.11**は観察者7名のROC曲線である．観察者間変動は大きいが，通常，このような結果から観察者グループ全体の特性値として**平均ROC曲線**を求める．求めるのは簡単で，単に各プロット点の平均値（それぞれのFPFに対する全観察者のTPFの平均値）を求めればよい．このような手法を**アベレージ法**という．

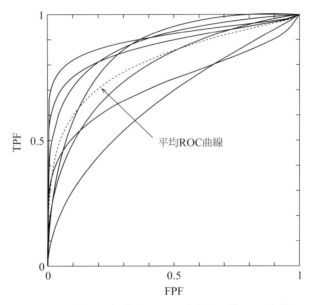

図14.11 個々の観察者のROC曲線と平均ROC曲線

他の手法として**プール法**がある．これは各観察者の評定値を画像試料ごとに平均化した後，ROC曲線を求める方法である．プール法では，観察者によって異なる反応（各人の両正規分布の違い）を無視して平均化してしまうため，アベレージ法で求めた結果より一般に値も精度も低くなる．

14.4.2 統計的有意差検定法

ROC解析では，複数の画像システム間の差の有無を評価する場合が多い．ROC曲線は観察者間で変動するので，たとえ平均ROC曲線に差があっても，有意な差であるのか判断できない．統計的な有意差検定が必須である．

検定には，ROC曲線から算出したAUCに対して行う場合が多い．検定法としては**t検定**や**Jackknife法**が用いられる．

〔1〕 t検定

t検定には1標本t検定と2標本t検定があり，比較しようとする2つの観察者群の統計的な性質の違いにより，どちらを選択するかが決まる．

① 1標本t検定：2つの観察者群が関連している場合（2種類の画像システム

② 2標本t検定：2つの観察者群が独立している場合（2種類の画像システムで観察者群の構成が一部でも異なる場合）

2標本t検定については，さらに2つの観察者群の分散（バラツキ）が等しいか等しくないかによって，等分散2標本t検定と不等分散2標本t検定に分けられる．また，それぞれのt検定の手法に対して両側検定と片側検定とがあり，2種類の画像システムの優劣が最初から明らかな場合は片側検定を用いることもある．

〔2〕 Jackknife法

ROC曲線の変動要因には，「観察者間変動」のほか，「試料間変動」などがある．t検定は「観察者間変動」しか考慮していない．

Jackknife法は，「観察者間変動」に加え，「試料間変動」も考慮した検定法である．

2種類の画像システムについて，r人の観察者がc枚の観察試料を用いて，観察実験を行った場合を考える．観察者の評定値を図14.12のようにまとめると，それぞれの画像システムについて，各観察者のROC曲線およびAUCは，各行ごとに，すべての観察試料の評定値を用いて計算される．ここで，図中のX_{ijk}は，画像システムi $(=1, 2)$，観察者j $(=1 \sim r)$，画像試料k $(=1 \sim c)$のときの観察者の評定値である．

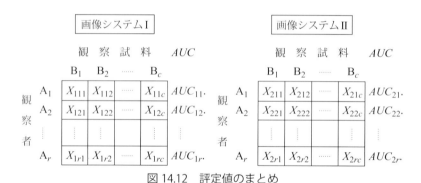

図14.12　評定値のまとめ

Jackknife法では，まず観察試料ごとの評定値からROC曲線の変動に関係する，次式で定義される疑似値Y_{ijk}を算出する．

$$Y_{ijk} = c \cdot A_{ij\bullet} - (c-1) \cdot A_{ij(-k)} \tag{14.5}$$

c：全画像試料数

$A_{ij\bullet}$：全画像試料を用いて得られるAUC

$A_{ij(-k)}$：k番目の画像試料1枚だけを抜いて改めて得られたAUC

得られた疑似値を表に配置する（図14.13）．この疑似値データに対して，三元配置分散分析法を適用し，縦方向の変動成分（観察者間変動），横方向の変動成分（試料間変動），そしてこれらの変動成分を考慮した2つのマトリックス間の変動（画像システムの違いによる変動）について検定する．各変動要因の分散を求めるための数式を表14.3にまとめる．

14.4 平均ROC曲線と統計的有意差検定

|画像システムI|
観察試料

	B_1	B_2	.....	B_c
A_1	Y_{111}	Y_{112}	.....	Y_{11c}
A_2	Y_{121}	Y_{122}	.....	Y_{12c}
A_r	Y_{1r1}	Y_{1r2}	.....	Y_{1rc}

観察者

|画像システムII|
観察試料

	B_1	B_2	.....	B_c
A_1	Y_{211}	Y_{212}	.....	Y_{21c}
A_2	Y_{221}	Y_{222}	.....	Y_{22c}
A_r	Y_{2r1}	Y_{2r2}	.....	Y_{2rc}

観察者

図 14.13　疑似値

表 14.3　各変動要因の分散を求めるための式

変動要因	偏差平方和	自由度	分　散
マトリックス間変動（画像システムの違いによる変動）	$S_M = \dfrac{1}{rc}\sum_{i=1}^{2} T_{i\cdot\cdot}^2 - \dfrac{1}{2rc}T^2$	$df_M = 2-1 = 1$	$s_M^2 = \dfrac{S_M}{df_M} = S_M$
行間変動（システムごとの観察者間変動）	$S_{MR} = \dfrac{1}{c}\sum_{i=1}^{2}\sum_{j=1}^{r} T_{ij\cdot}^2 - \dfrac{1}{2c}\sum_{j=1}^{r} T_{\cdot j\cdot}^2 - \dfrac{1}{rc}\sum_{i=1}^{2} T_{i\cdot\cdot}^2 + \dfrac{1}{2rc}T^2$	$df_{MR} = r-1$	$s_{MR}^2 = \dfrac{S_{MR}}{df_{MR}}$
列間変動（システムごとの試料間変動）	$S_{MC} = \dfrac{1}{r}\sum_{i=1}^{2}\sum_{k=1}^{c} T_{i\cdot k}^2 - \dfrac{1}{2r}\sum_{k=1}^{c} T_{\cdot\cdot k}^2 - \dfrac{1}{rc}\sum_{i=1}^{2} T_{i\cdot\cdot}^2 + \dfrac{1}{2rc}T^2$	$df_{MC} = c-1$	$s_{MC}^2 = \dfrac{S_{MC}}{df_{MC}}$
全体の誤差変動	$S_E = \sum_{i=1}^{2}\sum_{j=1}^{r}\sum_{k=1}^{c} Y_{ijk}^2 - \dfrac{1}{2r}\sum_{j=1}^{r}\sum_{k=1}^{c} T_{\cdot jk}^2 - \dfrac{1}{r}\sum_{i=1}^{2}\sum_{k=1}^{c} T_{i\cdot k}^2 - \dfrac{1}{c}\sum_{i=1}^{2}\sum_{j=1}^{r} T_{ij\cdot}^2 + \dfrac{1}{2r}\sum_{k=1}^{c} T_{\cdot\cdot k}^2 + \dfrac{1}{2c}\sum_{j=1}^{r} T_{\cdot j\cdot}^2 + \dfrac{1}{rc}\sum_{i=1}^{2} T_{i\cdot\cdot}^2 - \dfrac{1}{2rc}T^2$	$df_E = (2-1)(r-1)(c-1) = (r-1)(c-1)$	$s_E^2 = \dfrac{S_E}{df_E}$

$$\begin{pmatrix} T_{\cdot jk} = \sum_{i=1}^{2} Y_{ijk} & T_{i\cdot k} = \sum_{j=1}^{r} Y_{ijk} & T_{ij\cdot} = \sum_{k=1}^{c} Y_{ijk} \\ T_{i\cdot\cdot} = \sum_{j=1}^{r}\sum_{k=1}^{c} Y_{ijk} & T_{\cdot j\cdot} = \sum_{i=1}^{2}\sum_{k=1}^{c} Y_{ijk} & T_{\cdot\cdot k} = \sum_{i=1}^{2}\sum_{j=1}^{r} Y_{ijk} \\ T = \sum_{i=1}^{2}\sum_{j=1}^{r}\sum_{k=1}^{c} Y_{ijk} & & \end{pmatrix}$$

　システムごとの観察者間変動の分散 s_{MR}^2，およびシステムごとの試料間変動の分散 s_{MC}^2 が，どちらも全体の誤差変動の分散 s_E^2 以下である場合は，次式で，画像システムの違いによる変動の分散 s_M^2 と s_E^2 との分散比 F，およびそれぞれの自由度 df_M，df_E を求め，F検定により画像システム間の有意差を検定する．

$$F = \frac{s_M^2}{s_E^2}$$
$$df_M = 1, \quad df_E = (r-1)(c-1)$$
(14.6)

また，s_{MR}^2，s_{MC}^2 のどちらか一方でも s_E^2 より大きい場合は，次式を用いて計算された値を用いる．ここで $df_{E'}$ は F の分母の自由度である．

$$F = \frac{s_M^2}{s_{MR}^2 + s_{MC}^2 - s_E^2}$$
$$df_M = 1, \quad df_{E'} = \frac{(s_{MR}^2 + s_{MC}^2 - s_E^2)^2}{\frac{(s_{MR}^2)^2}{r-1} + \frac{(s_{MC}^2)^2}{c-1} + \frac{(s_E^2)^2}{(r-1)(c-1)}}$$
(14.7)

Jackknife 法は全く同じ観察者群でのみ適用可能である．

14.5 LROC 解析・FROC 解析

14.5.1 LROC 解析

ROC 解析では，信号の有無の判定結果だけで ROC 曲線を決定しており，もし画像中に含まれている実際の信号とは異なった位置に「信号がある」と間違った場合でも，正しく信号が検出されたことになってしまう．

LROC（localization receiver operating characteristic）**解析**（位置決定 ROC 解析）はこの欠点を改良したもので，信号の有無に加えて信号位置の正誤も判定結果に組み込む．

「信号＋雑音像」を観察して，「信号あり」と答えたが信号の位置が間違っていた場合，ROC 解析では TP だが，LROC 解析では FN として扱われる（**図 14.14**）．その結果，LROC 曲線は，一般に TPF が 1 に到達しない形状を示す（**図 14.15**）．

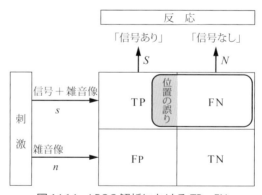

図 14.14　LROC 解析における TP・FN

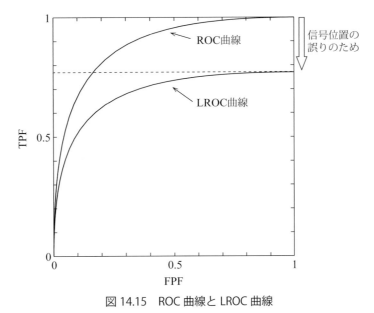

図 14.15　ROC 曲線と LROC 曲線

14.5.2　FROC 解析

ROC 解析や LROC 解析では，画像中の信号の数は 1 個だけである．実際の臨床画像では 1 枚の画像中に複数の病変が存在する場合がよくあり，このような複数の信号に対する信号検出能を評価するために開発されたのが **FROC**（free-response receiver operating characteristic）**解析**（自由応答 ROC 解析）である．

FROC 解析では，1 枚の観察試料に複数の信号を含ませることができ，信号がどの位置にあるのか，1 枚の観察試料に対して繰り返し答えることができる．信号がないと思えば何も答える必要はない．信号を含まない観察試料がなくても FROC 解析は実行できるが，これは通常の ROC 解析や LROC 解析と大きく異なっている．信号が存在すると思った場合の判定基準を，「①信号は絶対にある，②信号はたぶんある，③信号はあるかもしれない」等のカテゴリーを用いて評定し，各判定基準における正答数と誤答数とから，TPF と **FPI**（false positive per image）（1 画像当たりの偽陽性数（誤答数））を求める．

表 14.4 は，20 枚の観察試料（1 枚の観察試料あたり 0 から 5 個の信号が存在．信号総数は 50 個）を用いて，2 種類の画像システムに対して観察者の反応を測定した例である．

FROC 曲線を**図 14.16** に示す．縦軸は TPF，横軸は FPI である．

図 14.16 で示すように FPI の最大値は変動する．このため，ROC 曲線のように曲線の下側の面積を使って複数の画像システムを比較することは困難である．**AFROC**（alternative free-response receiver operating characteristic）**解析**（自由応答選択肢 ROC 解析）は，FPI を導く確率 $P(FPI)$ を次式で定義し

$$P(FPI) = 1 - \exp(-FPI) \tag{14.8}$$

これを横軸にとり，ROC 曲線と同様に右上角で収束させることで，曲線の下側

表 14.4　FROC 曲線を算出する方法

画像システム・解析工程	カテゴリー	①信号は絶対にある	②信号はたぶんある	③信号はあるかもしれない
A	評定結果の分類	35	30	25
	正答数	25	10	5
	（累計 S）	(25)	(35)	(40)
	TPF $(= S/s\ (s:信号数=50))$	0.50	0.70	0.80
	誤答数	10	20	20
	（累計 F）	(10)	(30)	(50)
	FPI $(= F/I\ (I:画像数=20))$	0.50	1.50	2.50
B	評定結果の分類	36	18	9
	正答数	30	10	5
	（累計 S）	(30)	(40)	(45)
	TPF $(= S/s\ (s:信号数=50))$	0.60	0.80	0.90
	誤答数	6	8	4
	（累計 F）	(6)	(14)	(18)
	FPI $(= F/I\ (I:画像数=20))$	0.30	0.70	0.90

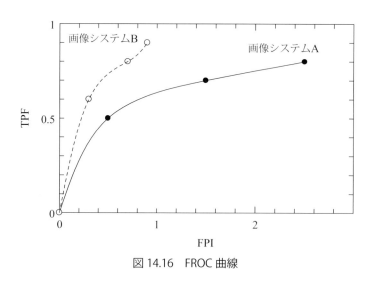

図 14.16　FROC 曲線

の面積を用いた画像システム間の統計的有意差検定を可能にしたものである（**図 14.17**）．

　近年，FROC 解析は，TPF の向上と FPI の低減が技術的な性能指標となる**コンピュータ支援診断**（computer-aided diagnosis：**CAD**）において，その性能評価によく用いられている．

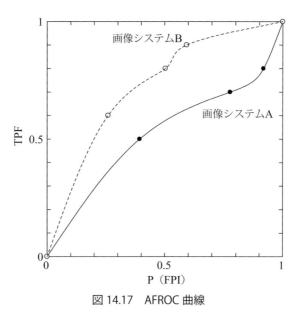

図 14.17　AFROC 曲線

演習問題

問題 1 ROC 解析について正しいものはどれか．
1. LROC 解析は複数の信号に対する検出能を評価する．
2. AUC は 2AFC 法で得られた信号検出率と等価である．
3. 読影困難な観察試料を用いた場合 AUC は 0.5 未満になる．
4. 両正規分布が等分散であれば負の対角線に対して線対称になる．
5. 統計的有意差検定を実施すれば主観的評価法から客観的評価法になる．

問題 2 ROC 解析について正しいものはどれか．2 つ選べ．
1. 観察者数は多ければ多いほどよい．
2. 観察試料数を少なくすれば試料間変動は低減する．
3. Jackknife 法は観察者間変動と試料間変動を考慮している．
4. 平均 ROC 曲線が求まればシステム間の統計的有意差検定は不要である．
5. 連続確信度法では 5 段階程度のカテゴリーを設けて観察実験を実施する．

問題 3 次のうち正しいものはどれか．
1. FROC 曲線の横軸は FPF である．
2. AFROC 曲線の横軸の最大値は 10 である．
3. FROC 解析はコンピュータ支援診断システムの性能評価によく用いられる．
4. LROC 曲線の縦軸（TPF）は最大値が必ず 1 になる．
5. FROC 曲線の AUC の最大値は 1 である．

演習問題　解説・解答

第1章　X線画像の形成

問題1

1. 画像のコントラスト C は，被検体（X線）コントラストと特性曲線の直線部の傾きである γ （フィルムコントラスト）との積で表される．撮影時の X線エネルギーが高くなると，被検体を構成する成分の線減弱係数の差が小さくなり（比コントラストが低下し），被検体コントラストが低下する．画像のコントラストは，X線エネルギーに依存するので，この選択肢は誤り．

2. 右図のような幾何学的配置で X線撮影を行ったとする．図において，F は焦点サイズ，x は被検体の長さ，x' はフィルム面における拡大された披検体の長さ，H は半影，a は焦点被検体間距離，b は被検体フィルム間距離を表す．この幾何学的配置で撮影されたときの，被検体の拡大率 M は，$M = \dfrac{x'}{x} = \dfrac{a+b}{a}$ で表される．また，焦点がある大きさをもつことに起因する半影 H は，$H = \dfrac{b}{a}F$ となる．拡大率の式を $M - 1 = \dfrac{b}{a}$ のように変形すると，半影 H は，$H = (M-1)F$ と表すことができる．よってこの選択肢の F が大きい場合，幾何学的半影 H が大きくなるというのは正しい．

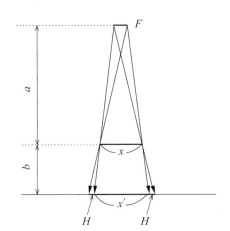

3. X線管焦点サイズと焦点–検出器間距離が一定の場合，$H = \dfrac{b}{a}F$ における被検体–検出器間距離 b が大きくなると，H が大きくなるので，幾何学的半影は大きくなる．よってこの選択肢は誤り．

4. 散乱 X線を含む画像のコントラストは，次式で表される．

$$C_s = 0.43\gamma\mu\Delta d\left(1 - \dfrac{I_S}{I_D + I_S}\right)$$

　図において，C_S は散乱線を含む画像のコントラスト，γ はフィルムコントラスト，Δd は被検体厚の差，I_S は散乱 X線，I_D は直接 X線を表す．この式において，$\dfrac{I_S}{I_D + I_S}$ は，散乱 X線含有率を表す．よって，散乱 X線含有率が増えると C_S は低下する．この選択肢は誤り．

5. X線管に平行に配置された検出器面における陽極側 X線強度が，陽極自体による X線吸収のため陰極側より弱くなる現象をヒール効果という．ターゲット角度が大きいほどまた焦点–検出器間距離が離れるほど，ヒール効果の影響は小さくなるので，この選択肢は誤り．

解答 >> 2

問題2

1. タングステンの $K\alpha$–特性 X線励起電圧は，$58.9\,\text{keV}$ であるので，$50\,\text{kV}$ の管電圧では $K\alpha$–特性 X線は発生しない．

2. 電圧脈動率（電圧リプル）〔%〕$= \dfrac{V_{max} - V_{min}}{V_{msx}} \times 100$ で求められる．

単相 2 パルスで 100%，3 相 6 パルスで 13.4%，3 相 12 パルスで 3.4%，インバータでは 4〜15% のように整流方式によって異なる．脈動率が小さいほど，直流に近い電圧波形であり，設定電圧より低い電圧成分が少なくなるため，平均 X線エネルギーは高くなる．

3. 低エネルギー X線は，被検体内でより多く吸収されるため，被ばく線量は多くなる．

4. 間接変換型 FPD は，蛍光体とフォトダイオードを組み合わせて用いられている．アモルファスセレ

175

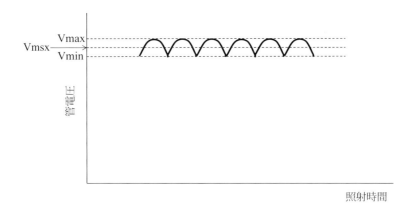

ンが用いられるのは，直接変換型 FPD である．
5. CR の IP には，輝尽性蛍光体（BaFX:Eu^{2+}）（X = Cl, Br, I）が利用されている．
よって，答えは 2 である．

解答 >> 2

第 2 章　畳み込み積分

問題 1

ディジタルデータの畳み込み積分は，下図のように，入力信号に対してフィルタの中心を 1 つずつずらしながら重ね，対面する値どうしの積の総和を計算していくことによって行われる．

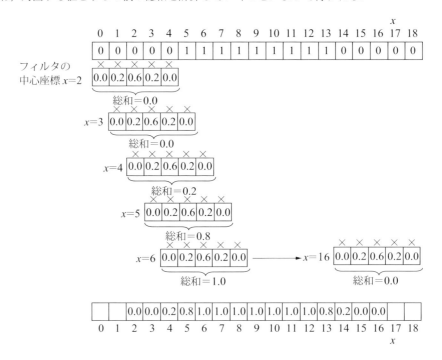

よって，5 が得られる出力関数である．

解答 >> 5

問題 2

1 次元関数 $f(x)$ と $g(x)$ の畳み込み積分は，$\int_{-\infty}^{\infty} f(x')g(x-x')dx'$ であるので，$g(x)$ を左右反転させ $f(x)$ とずらしながら重ねて積和演算をすればよい．

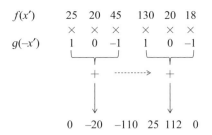

よって，答えは 3

解答 >> 3

問題 3

2 次元の関数 $f(x, y)$ と $h(x, y)$ の畳み込み積分は，$f(x, y)$ に対して $h(-x, -y)$ を動かしながら計算する場合の式である選択肢 3 と，$h(x, y)$ に対して $f(-x, -y)$ を動かしながら計算をする選択肢 4 の式でも表すことができる．

したがって，答えは 3，4 である．

解答 >> 3, 4

問題 4

1. δ 関数は，$\delta(x) = \infty \ (x = 0)$，$\delta(x) = 0 \ (x \neq 0)$，$\int_{-\infty}^{\infty} \delta(x)dx = 1$ の関数である．
2. $\int_{-\infty}^{\infty} \delta(x)dx = 1$ である．
3. $\int_{-\infty}^{\infty} PSF(x, y)dy = LSF(x)$ である．また，$\int_{-\infty}^{\infty} PSF(x, y)dx = LSF(y)$ である．
4. 単位ステップ関数 $u(x)$ は，δ 関数の積分で表される．$u(x) = \int_{-\infty}^{x} \delta(x)dx$
5. エッジ広がり関数 $ESF(x)$ は線広がり関数 $LSF(x)$ の積分で表される $ESF(x) = \int_{-\infty}^{\infty} LSF(x)dx$ ことから，$LSF(x) = \dfrac{dESF(x)}{dx}$ となる．よって，$ESF(x)$ を微分すると $LSF(x)$ が得られる．

したがって，答えは 5

解答 >> 5

第 3 章　フーリエ変換

問題 1

下図に，選択肢 1 ～ 5 の実部スペクトルが得られる画像を示す．すべて偶関数であるので，虚部スペクトルは 0 である．

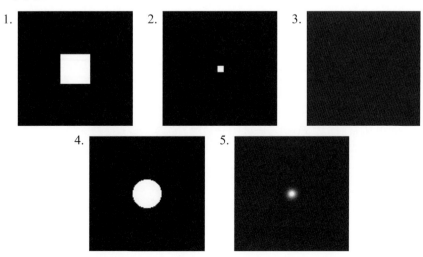

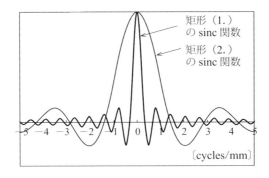

矩形波のフーリエ変換は，sinc 関数 $\text{sinc}(u) = \sin(\pi u d)/\pi u d$ で求められる．ここで，π は円周率，u は空間周波数，d は矩形の幅を表す．

解答 >> 1

問題 2

1. 矩形波のフーリエ変換は，本文の図 3.8 および式 3.56 に表されるように sinc 関数となる．
2. 矩形波の幅 d〔mm〕の逆数 $1/d$〔cycles/mm〕の整数倍の空間周波数で 0 になる．
   よって，2.5 cycles/mm では 0 にはならない．
3. 偶関数のフーリエ変換では，虚数部がすべての周波数で 0 になる．なお，奇関数の場合は，実数部がすべての周波数で 0 になる．
4. 空間領域で 2 つの関数を畳み込み積分しそれをフーリエ変換したものと，それぞれの空間関数をフーリエ変換してかけ算したものが等しい．これを畳み込み定理という．
5. δ 関数のフーリエ変換の絶対値は，すべての空間周波数で 1 になる．
   よって，答えは 1 である．

解答 >> 1

問題 3

1. この式で表される関係は，Perceval（パーセヴァル）の定理という．標本化定理は，ディジタル化の際の標本化間隔を決めるための定理である．
2. 離散化されたデータに sinc 関数を畳み込み積分すれば，離散データ間の任意の点の値が求められる．
3. スペクトルの絶対値の 2 乗をパワースペクトルという．
4. パワースペクトルは実数部と虚数部の二乗和で求めているため，パワースペクトルをフーリエ逆変換しても，元の画像には戻らない．
5. 関数 $f(x)$ を並行移動した関数 $f(x + a)$ をフーリエ変換すると，$\exp(2\pi i u a)F(u)$ となる．
   これは，実数部と虚数部のそれぞれの値は変化するが，その絶対値は等しいことを意味している．
   答えは 5 である．

解答 >> 5

問題 4

1. 標本化間隔が同じ場合，データ数が多くなると計測したデータ長：L が長くなる．
   計測したデータ長の逆数 $1/L$ が基本周波数であるので，データ数が多い方が基本周波数は低くなる．
2. フーリエ変換の対称性とは，$F(x) \Leftrightarrow f(-u)$，$F(-x) \Leftrightarrow f(u)$ のような性質をいう．
   これは，$f(x)$ を 2 回フーリエ変換すると，$f(-x)$ になることを意味する．
3. 空間軸を 2 倍に引きのばすと，そのスペクトルは $\dfrac{1}{2}F\left(\dfrac{u}{2}\right)$ になる．
4. 空間周波数領域の 2 つの関数の畳み込み積分は，それぞれの関数のフーリエ逆変換の和ではなく積になる．

5. 平均値 0 の矩形波のフーリエ変換をすると，空間周波数 0 cycles/mm の直流成分 a_0 は 0 になるので，その二乗のパワースペクトルも 0 となる．
答えは 1，5 である．

解答 >> 1，5

第 4 章　画像のディジタル化

問題 1

1. 標本化間隔が小さいと，アナログ画像データを細かく離散化できるので，空間分解能が高くなる．この選択肢は正しい．
2. ナイキスト周波数 ＝ $1/(2 \cdot \Delta x)$ より，標本化間隔 200 μm の時のナイキスト周波数は $1/(2 \cdot 0.2) = 2.5$ cycles/mm となる．画像の空間周波数の単位には一般に cycles/mm が用いられるので，200 μm を 0.2 mm にして計算することに注意．この選択肢は誤り．
3. ビット深度 8 ビットの画像は，階調数が $2^8 = 256$ 階調（0 〜 255）であり，12 ビットの場合は $2^{12} = 4,096$ 階調（0 〜 4,095）である．ビット深度の値が大きい方が濃度を細かく分割するので濃度分解能が良くなる．よって，この選択肢は誤り．
4. サンプリングピッチ（＝標本化間隔）はアナログ画像データを標本化する際の読み取り間隔のことで，読み取った濃度を離散化する量子化とは無関係である．量子化誤差は，量子化後のディジタルデータ（画素値）から再現された画像データと元のアナログ画像データとの差のことであり，階調数が多いほど小さくなる．この選択肢は誤り．
5. 標本化定理は，エリアシング誤差が生じない標本化間隔を規定する定理である．標本化定理を満足しない標本化間隔でディジタル化すると，エリアシング誤差が生じる．この選択肢は正しい．

解答 >> 1，5

問題 2

それぞれの選択肢のデータ量をバイト（Byte）単位で計算すると，

1. $10.8 \times 10^6 \times 1$ 　　　　　　　 ＝ 10,800,000
2. $2,048 \times 2,048 \times 2$ 　　　　　　 ＝ 8,388,608
3. $512 \times 512 \times 256 \times 1$ 　　　　 ＝ 67,108,864
4. $3,400 \times 4,096 \times 2 \times 0.5$ 　　 ＝ 13,926,400
5. $(180/0.05) \times (240/0.05) \times 2$ 　 ＝ 34,560,000

となる．

　ディジタル画像データ，バイト（8 ビット）単位でメモリ領域に読み書きされるので，バイト単位でデータ量が増える．よって，8 ビット以下は 1 バイト，9 〜 16 ビットなら 2 バイトのデータとして計算すればよい．

　また，ビット単位で計算すると，

1. $10.8 \times 10^6 \times 8$ 　　　　　　　 ＝ 86,400,000
2. $2,048 \times 2,048 \times 14$ 　　　　　 ＝ 58,720,256
3. $512 \times 512 \times 256 \times 8$ 　　　　 ＝ 536,870,912
4. $3,400 \times 4,096 \times 16 \times 0.5$ 　 ＝ 111,411,200
5. $(180/0.05) \times (240/0.05) \times 12$ ＝ 207,360,000

となる．

解答 >> 2

問題 3

1. ディジタル化は，先に空間を離散化する標本化を行い，次に標本点におけるアナログ画像データを離散的な数値に量子化する．この操作の順序は変えられない．この選択肢は誤り．
2. ナイキスト周波数は，標本化間隔を Δx とした場合，$Ny = 1/(2 \cdot \Delta x)$ で求められる．したがって，Δx が小さいとナイキスト周波数は高くなる．この選択肢は正しい．

3. エリアシング誤差は，標本化定理で規定される標本化間隔より広い（粗い）間隔で標本化を行った場合に生じる，ディジタル特有の誤差である．量子化によって生じる誤差ではなく，標本化によって生じる誤差であるので，この選択肢は誤り．
4. 画像データを読み取る際の窓（サンプリングアパーチャ）のサイズや形状は，装置によってさまざまである．標本点におけるデータとしてサンプリングアパーチャ内の平均値が読み取られるため，このサイズが大きければ画像データは強く平滑化される．
   プリサンプルド MTF は，検出器のアナログ MTF とサンプリングアパーチャの MTF との積である．サンプリングアパーチャサイズが大きくなると，サンプリングアパーチャの MTF は低下し，ディジタル画像の解像特性を表すプリサンプルド MTF は低下する．よって，この選択肢は誤り．
5. アパーチャサイズが大きくなるとサンプリングアパーチャの MTF が低くなる．ディジタル画像の粒状性を表すディジタル WS には，サンプリングアパーチャの MTF の 2 乗が掛け算されるので，そのサイズが大きければ大きいほど高周波成分が低下して，ノイズ特性は良くなる．よってこの選択肢は誤り．

解答 >> 2

問題 4
1. ディジタル化をするためのくし型関数のフーリエ変換は，その間隔の逆数の周波数で繰り返されるくし型関数になる．
2. ナイキスト周波数は標本化周波数の 1/2 であるので，10 cycles/mm となる．
3. アパーチャサイズはデータ読み取り範囲の大きさであるのでナイキスト周波数とは関係ない．標本化間隔の 1/2 がナイキスト周波数である．
4. アナログ信号と量子化後の離散値との差のことを量子化誤差という．量子モトルは，量子数の統計的なゆらぎによるノイズ成分のことである．
5. アンチエリアシングフィルタは，ディジタル化前のアナログ信号の高周波成分を低減するフィルタである．これによって，ナイキスト周波数を超えるアナログ信号が低減され，エリアシング誤差を防ぐ．
   答えは 1 である．

解答 >> 1

第 5 章　画像の基本特性—入出力特性

問題 1
ディジタル特性曲線の横軸と縦軸は，それぞれ，相対 X 線強度の常用対数（$\log RE$）と画素値（ピクセル値）である．よって，4 が正しい．

解答 >> 4

問題 2
ディジタル X 線画像のコントラストは，被検体（X 線）コントラスト，ディジタル特性曲線の階調度，階調処理に用いた LUT の階調度などに影響を受ける．
1. 被検体の厚さは，被検体コントラストに影響を与える．
2. 散乱線も，その含有率が増えればコントラストを低下させる．
3. 階調処理に用いた LUT の階調度は，処理画像のコントラストに影響を与える．
4. X 線管電流は，コントラストに大きな影響を与えない．
5. ディジタル特性曲線の階調度は，画像のコントラストに影響する．

解答 >> 4

問題 3
1. ディジタル特性曲線は，横軸のみ対数をとっているので，この曲線が直線だからといって線形ということにはならない．
2. ディジタル特性曲線の任意の点の接線の傾きを階調度という．

3. 相対X線量を変化させる方法としては，X線照射時間を変化させるタイムスケール法，アルミニウム階段を用いるブートストラップ法，X線管焦点–検出器間距離を変化させる距離法がある．管電圧を変化させるとX線質が変わり検出器の吸収特性が変わるので管電圧を変える方法は用いられていない．
4. 増感紙–フィルムの特性ではラチチュード（寛容度）と呼ばれているが，ディジタルシステムの場合は，ダイナミックレンジという．定義はこの選択肢記述の通りである．
5. タイムスケール法と距離法は選択肢記述の通りで正しいが，ブートストラップ法は，アルミニウム階段をX線撮影したディジタル画像と，その2倍のX線量で撮影したディジタル画像を用いて得られた2本の曲線から，ディジタル特性曲線を作成する方法である．
  答えは2，4である．

解答 >> 2, 4

問題 4
1. X線画像コントラストは，X線コントラストと階調度との積である．
2. 2点間の濃度差がX線画像コントラストである．X線コントラストとは，被検体透過後の2点間のX線強度差である．
3. 階調度 G はディジタル特性曲線から求められる．
4. X線コントラストは，$\Delta E/E$ で得られる．
5. X線コントラストが0ということは，画像の2点における ΔE が0ということであるので，X線画像コントラストも0であり，画像処理をしてもコントラストは0のままである．
  答えは4である．

解答 >> 4

第6章 画像の解像特性—解析の原理と方法

問題 1
1. PSFの中心を通る軸上のLSFは，LSFを求めたい軸上の点において，その点と直交する線上の相対X線強度分布の面積を求めることによって得られる．よって，この選択肢は誤り．
2. 図①と図②のLSFを比較すると，図②の裾は大きく広がっているので，図②のほうがボケが大きい．
3. 図①のLSFは，裾の広がりが小さいので，ボケが小さいシステムである．図①の受像システムのMTFのほうが高周波領域まで高いので，図3が図①のMTFである．この選択肢は正しい．
4. 画素サイズが0.1 mmのときのナイキスト周波数 N は，$N = 1/(2 \cdot \Delta x) = 1/(2 \cdot 0.1) = 5\,\text{cycles/mm}$ である．この選択肢は正しい．
5. 解像特性の指標としては，空間周波数が 2 cycles/mm のMTF値がよく用いられる．これは，人の眼のMTFのピークがおよそ 2 cycles/mm にあるためである（第12章図12.4参照）．この選択肢は誤り．

解答 >> 1, 5

問題 2
5つの検出器に入力したコサイン波の周期の逆数から空間周波数が得られる．空間周波数は，左から，0.15625, 0.3125, 0.625, 1.25, 2.5 cycles/mm となる．

一方，$\text{MTF}(u)$ は，それぞれの空間周波数 u における入力コントラストと出力コントラストの比で求められる．

入力コントラスト $C_\text{in} = \dfrac{E_\text{max} - E_\text{min}}{E_\text{max} + E_\text{min}} = \dfrac{(3.0 - 2.0)}{3.0 + 2.0} = 0.2$

空間周波数 0.15625 cycles/mm での出力コントラスト $C_\text{out} = \dfrac{(3.0 - 2.0)}{3.0 + 2.0} = 0.2$

空間周波数 0.3125 cycles/mm での出力コントラスト $C_\text{out} = \dfrac{(3.0 - 2.0)}{3.0 + 2.0} = 0.2$

空間周波数 0.625 cycles/mm での出力コントラスト $C_{\text{out}} = \dfrac{(2.95 - 2.05)}{2.95 + 2.05} = 0.18$

空間周波数 1.25 cycles/mm での出力コントラスト $C_{\text{out}} = \dfrac{(2.88 - 2.12)}{2.88 + 2.12} = 0.152$

空間周波数 2.5 cycles/mm での出力コントラスト $C_{\text{out}} = \dfrac{(2.65 - 2.35)}{2.65 + 2.35} = 0.06$

したがって，それぞれの空間周波数における MTF は

$\text{MTF}(0.15625) = \dfrac{C_{\text{out}}}{C_{\text{in}}} = \dfrac{0.2}{0.2} = 1.0$

$\text{MTF}(0.3125) = \dfrac{C_{\text{out}}}{C_{\text{in}}} = \dfrac{0.2}{0.2} = 1.0$

$\text{MTF}(0.625) = \dfrac{C_{\text{out}}}{C_{\text{in}}} = \dfrac{0.18}{0.2} = 0.9$

$\text{MTF}(1.25) = \dfrac{C_{\text{out}}}{C_{\text{in}}} = \dfrac{0.152}{0.2} = 0.76$

$\text{MTF}(2.5) = \dfrac{C_{\text{out}}}{C_{\text{in}}} = \dfrac{0.06}{0.2} = 0.3$

となり，図 3 のような出力が得られる．この検出器の MTF は 3 である．

解答 >> 3

問題 3
1. ディジタル特性曲線は片対数のグラフであるので，その曲線が直線であっても線形ではない．そのため，CR の MTF 計測に相対 X 線強度への変換は必要である．
2. ディジタル MTF はエリアシング誤差を含むため，通常は，エリアシング誤差の影響を含まないプリサンプルド MTF で評価する．
3. プリサンプルド MTF は，アナログの MTF とサンプリングアパーチャの MTF の積である．
4. MTF は，正弦波の入出力コントラストの比であるので，階調度の高低には影響されない．
5. MTF は，LSF のフーリエ変換の絶対値で求められる．
   答えは 1 である．

解答 >> 1

問題 4
1. LSF のフーリエ変換は光学伝達関数（OTF）である．LSF のフーリエ変換の絶対値（実数部と虚数部の二乗和の平方根）が MTF である．
2. LSF が偶関数であれば，虚数部はすべての空間周波数で 0 となるので，$\tan^{-1} \dfrac{F_i(u)}{F_r(u)}$ で求められる位相伝達関数は 0 となる．
3. MTF を正規化するには，MTF(u) を LSF(x) の面積で割ればよい．これにより，MTF(0) = 1 となる．
4. プリサンプルド MTF は，サンプリング間隔を狭くして MTF を計測する方法である．
5. 隣接差分の補正は，LSF をフーリエ変換して求めた MTF に $\dfrac{1}{\text{sinc}\left(\dfrac{\pi u}{2u_0}\right)}$ を掛ける．もちろん，MTF を $\text{sinc}\left(\dfrac{\pi u}{2u_0}\right)$ で割ってもよい．

答えは 2 である．

解答 >> 2

問題 5
1. 矩形波レスポンス関数は，矩形波信号の応答特性であり，正弦波レスポンス関数（MTF）ではない．
2. 有効露光量変換は必要である．

3. MTFは正弦波の入出力コントラストの比で求められるので，入力コントラストが同じ場合，出力コントラストが高いほど高くなるといえるが，出力コントラストだけでは，MTFが高かったのか，入力コントラストが高かったのかはわからない．
4. 矩形波レスポンス関数（SWRF）を正弦波レスポンス関数（MTF）に変換するのがコルトマン補正である．
5. コルトマン補正をして求めたMTFは，矩形波レスポンス関数より少し低くなる．
答えは5である．

解答 >> 5

第7章　画像の解像特性—解析の実例
問題1
1. ディジタル特性曲線は，横軸が相対X線強度の常用対数($\log RE$)で縦軸が画素値と定義されている．よって，特性曲線が直線であっても，相対X線強度と画素値が比例関係になるわけではないので，相対X線強度（RE）に変換する必要がある．この選択肢は誤り．
2. プリサンプルドMTFは，検出器のアナログMTFとサンプリングアパーチャのMTFの積である．通常，プリサンプルドMTFでディジタル画像のMTFを評価する．この選択肢は正しい．
3. ディジタルMTFは，プリサンプルドMTFと標本化関数のスペクトルを畳み込み積分したものである．LSFにナイキスト周波数以上の周波数成分が含まれていた場合，エリアシング誤差が生じる．この選択肢は誤り．
4. MTFを計測する際，ディジタル特性曲線を用いて画素値分布を相対X線強度に変換するため，特性曲線の階調度によってMTFが変わることはない．この選択肢は誤り．
5. MTFは，LSFのフーリエ変換の絶対値で求められる．この選択肢は誤り．

解答 >> 2

問題2
1. 正確なエッジ像を撮影するためには，X線中心はエッジ部に垂直入射されるよう整合させる必要がある．この選択肢は正しい．
2. ESFを微分するとLSFが得られるというのは正しい（6.3.2項参照）．
3. エッジ法においても，エッジ像の画素値分布からX線強度分布に変換する必要があるので，この記述は誤っている．
4. 矩形波レスポンスから正弦波レスポンス（MTF）を求めるのにコルトマンの補正が必要である．MTF計測法の1つである矩形波チャート法で用いられる．エッジ法にはコルトマン補正は不要なので誤り．
5. 主走査方向のプリサンプルドMTFを求めるには，主走査方向と直交する方向にエッジを置く．合成ESFを作成するために，2～3°程度エッジを傾けて配置する必要がある．したがって，この選択肢は誤り．

解答 >> 1, 2

第8章　画像のノイズ特性—解析の原理と方法
問題1
1～4. 粒状性に最も影響を与えるのは，量子モトルである．その量子モトルの$WS_Q(u)$には

$$WS_Q(u) \propto \frac{(0.434)^2 G^2 \mathrm{MTF}_A^2(u) \mathrm{MTF}_S^2(u)}{q}$$

という関係がある．ここで，Gはグラディエント，MTF_AはアナログのMTF，MTF_SはサンプリングアパーチャのMTFである．G，$\mathrm{MTF}_A(u)$，$\mathrm{MTF}_S(u)$が高ければ$WS_Q(u)$が高くなり，粒状性が悪くなる．また，撮影時のX線量が多い（X線量子数qが多い）場合，$WS_Q(u)$が低くなり，粒状性は良くなる．これらの選択肢は誤り．

5. 散乱線含有率が増えると，受像システムの MTF が低下するので，$WS_\rho(u)$ が低くなる．そのため，粒状性は良くなる．この選択肢は正しい．

解答 >> 5

問題 2
1. 式（8.13）より，ウィナースペクトルの面積が雑音の分散と等しい．
2. 自己相関関数のフーリエ変換はウィナースペクトルである．（ウィナーヒンチンの定理）
3. 相互相関関数は，自己相関関数の定義式のうち一方の関数が他方と全く異なる関数で，これをフーリエ変換すると，クロススペクトルといって，2 つの関数をそれぞれフーリエ変換したスペクトルの積が得られる．
4. $C\Delta(0) = \dfrac{1}{L}\displaystyle\int_{-\infty}^{\infty} \Delta f(x)^2 dx$ であるので，RMS 粒状度の 2 乗，つまり分散と等しいことになる．
5. X 線画像の雑音に最も大きな影響をおよぼすのは，量子モトルである．
   答えは 2，4 である．

解答 >> 2, 4

問題 3
1. ウィナースペクトル値は，濃度の変動成分のフーリエ変換の絶対値の 2 乗で求められる．
   その値が大きいほど濃度変動の振幅が大きいことになるので，雑音特性は悪い．
2. 画像が全くボケなければ，ホワイトノイズとなる．ホワイトノイズとは，すべての空間周波数において濃度変動の振幅が同程度であるためウィナースペクトル値が同程度になるノイズである．
3. 雑音評価にはディジタルウィナースペクトルが用いられている．プリサンプルドウィナースペクトルを計測する方法はない．
4. MTF の特性にもよるが，一般にオーバーオール WS にはエリアシング誤差が含まれる．
5. ディジタル WS には，サンプリングアパーチャの MTF の 2 乗が掛かるため，アパーチャサイズが小さければ高周波でのディジタルウィナースペクトル値は大きくなる．
   答えは 2 である．

解答 >> 2

第 9 章　画像のノイズ特性—解析の実例

問題 1
1. ノイズの振幅が小さい（ノイズが目立たない）場合は，ウィナースペクトル値は小さくなる．よって，ウィナースペクトル値が低いほど，粒状性は良いといえる．この選択肢は正しい．
2. 増感紙・フィルム系のウィナースペクトルは，量子モトルの WS，増感紙構造モトルの WS，フィルム粒状の WS の和で表される．この中でボケが一番少ない（高周波での MTF が大きい）のはフィルムであるので，高空間周波領域では，フィルム粒状の WS の寄与が大きい．この選択肢は誤っている．
3. X 線量子数のゆらぎが増感紙によって光のゆらぎに変換される際，増感紙によるぼけが生じるため，高空間周波領域のノイズは低減されるため，低周波成分のノイズが大きな割合を占める．よって，低空間周波数領域では，量子モトルの WS の寄与が大きくなる．この選択肢は正しい．
4. 自己相関関数をフーリエ変換するとパワースペクトルが得られる．よって，この選択肢は正しい．
5. ウィナースペクトルは，空間周波数ごとの雑音変動成分をフーリエ変換することよって求める．この選択肢は正しい．

解答 >> 2

問題2

1〜5のノイズパターンを，空間周波数の高低と振幅とで分類すると，

ノイズのパターン	振幅
1. 細かく振動	大
2. ゆるやかに振動	中
3. ゆるやかに振動	小
4. 細かく振動	中
5. 細かく振動	小

となる．

ノイズのパターンが細かく振動しているのは，高空間周波数成分が多いということであり，振幅の大小は，WS値の大小と一致する．したがって，ノイズパターン1がWSの1に対応，ノイズパターン2がWSの2に対応，ノイズパターン3がWSの4に対応，ノイズパターン4がWSの3に対応，ノイズパターン5がWSの5に対応する．

解答 >> 3, 4

第10章　画像処理と画像特性

問題1

1. ボケマスク処理は，高周波領域を選択的に強調する処理であるため，MTFは単純に全周波数において2倍になるわけではない．
2. ボケマスク処理は，高周波領域を選択的に強調する処理であるため，WSも単純に4倍にはならない．
3. MTFは画素値で計測したLSFを相対X線量に変換することにより線形変換し計測するため，変化しない．ただし，画像処理によりLSFのピーク画素値が最大画素値を超えていないとする．
4. 画素値変動は，階調度2のLUTで処理すると振幅が2倍になる．そのため，ディジタルウィナースペクトルは4倍になる．
5. ディジタル特性曲線の階調度，階調処理の特性曲線の階調度，そして表示系の特性曲線の階調度の積で表されるため，階調処理の階調度が2倍になれば，オーバーオール特性曲線の階調度は2倍になる．

答えは5である．

解答 >> 5

第11章　画像の信号対雑音比（SNR）に基づく総合評価—NEQ，DQE

問題1

1. NEQは，G，MTF，WSなどの物理的な値を用いて計算される客観的総合評価法である．この選択肢は誤り．
2. X線が検出器に吸収されたとき検出器のMTFに従ってボケが生じる．そのため，高空間周波数成分が減弱される．また，X線強度差とグラディエントの積が画素値の差になるので，グラディエントによって，画像のコントラストが強調または減弱される．X線のゆらぎがMTFとグラディエントによって増幅または低減されるというのは正しい．
3. WSは，ノイズ成分のスペクトルの絶対値の2乗で求められるので，この選択肢は誤り．
4. $DQE(u)$は，1光子当たりの$NEQ(u)$であるので，この選択肢は誤り．
5. ディジタルWSは，アナログのWSにサンプリングアパーチャのMTFの2乗がかけられているため，エリアシング誤差の影響は小さくなる．この選択肢のように，エリアシング誤差が全く含まれないというのは誤りである．

解答 >> 2

問題 2

DQE の式は，ウィナースペクトルが画素値の変動で求められた場合と相対 X 線量の変動で求められた場合で式が異なる．前者の場合の式は，選択肢の 2 で後者の場合は 5 である．
答えは 2，5 である．

解答 >> 2, 5

第 12 章　画像の主観評価—画像の視覚評価
問題 1
1. 輝度と人間が感じる明るさとの関係については，いくつかの考え方が存在する．フェヒナーの法則では輝度の対数に感覚が比例するとされており，スチーブンスは，輝度差の指数と感覚とが比例するとしている．いずれにしても，線形の関係ではないので，この選択肢は誤り．
2. 視覚の空間周波数特性（MTF）は 2 cycles/mm がピークで，それより低い周波数でも高い周波数でも低くなるバンドパスフィルタ型である．よって，この選択肢は誤り．
3. 網膜では，明暗，色の識別など，基本的な情報処理が行われる．情報の抽出・認識といった高次の情報処理は大脳で行われる．
4. Jnd（just noticeable difference）とは，一定の標準刺激から少し変化させた明るさの変化を刺激として与え，その変化を知覚できる限界の変化量のことをいう．したがって，この選択肢は正しい．
5. 明暗の境界部分でエッジが強調されて感じる現象を Mach（マッハ）効果というので，正しい．

解答 >> 4, 5

問題 2
1. ランドルト環とは，フランス人の医師 Edmund Landolt が考案した一部分が切れた円のこと．医用画像の視覚評価においても，さまざまなサイズのランドルト環を X 線撮影し，切れ目が視認できるかどうかを評価することができる．したがって，この選択肢は正しい．
2. 精神物理学的測定法とは，計測したい心理量（例：明るさ）を変化させる変数となる物理変数（輝度）が明らかである場合に用いられる測定法である．それに対して，評価対象となる事物や言葉を提示し，その印象や見え方について，選択や評価をさせて複合的，多次元的な印象の測定を行うのを，心理学的尺度構成法という．一対比較法は，心理学的尺度構成法の 1 つである．よって，この選択肢は誤り．
3. C-D ダイヤグラムは，縦軸に識別コントラスト，横軸に信号サイズをとったグラフであり，信号サイズごとに，どの程度低いコントラストまで識別できたかをプロットしている．したがって，低コントラスト分解能が評価できる．この選択肢は正しい．
4. 12.4.1 項〔1〕に説明されているように，ハウレットチャートのドーナツ環のサイズは，等比級数的に変化する．この選択肢は正しい．
5. 信号があると思われる画像を強制的に 1 枚選択するので，提示枚数（画像分割数）の検出率下限値は，画像提示枚数（画像分割数）の逆数となる．よって，この選択肢は正しい．

解答 >> 2

第 13 章　画像の主観評価—信号検出理論
問題 1
1. $P(N|s)$ は偽陰性率である．特異度は $P(N|n)$ であるので，選択肢 1 は誤りで，選択肢 2 は正しい．
3. $P(S|s)$ は感度であり，信号を含む画像を正しく信号ありと答える確率であるので，1 を超えることはない．この選択肢は誤っている．
4. 13.2.1 項の式（13.1），（13.2）に示されているように，$P(S|s)$，$P(N|s)$，$P(S|n)$，$P(N|n)$ の 4 つの変数は「$P(S|s)$ と $P(N|s)$」，「$P(S|n)$ と $P(N|n)$」の 2 つの独立変数に帰着する．$P(S|n)$ は，$P(N|n)$ がわかれば $1 - P(N|n)$ で求められるが，$P(S|s)$ がわかっていても求められない．この選択肢は誤っている．

5. 信号を含む画像を見て信号ありと答えるか信号なしの画像を信号なしと答える．つまり正しい判断を下したときに利得があると考え，$P(S|n)$ のように誤った判断をした場合は損失があると考える．よって，この選択肢は誤っている．

解答 >> 2

問題 2

1. 尤度比には，陽性尤度比と陰性尤度比とがある．
   陽性尤度比＝真陽性率（TPF）/偽陽性率（FPF）
   陰性尤度比＝偽陰性率（TNF）/真陰性率（FNF）
   である．ROC 曲線は，判定基準を変えながら TPF と FPF を求めグラフにプロットするので，尤度比は判定基準によって変化する．この選択肢は誤り．ただし，判定基準が極めて低い場合には，TPF＝1，FPF＝1 となるので，尤度比が 1 となる．
2. ベイズの定理により，事後確率は，事前確率に尤度関数をかけて得られるので正しい．
3. 尤度比がある判定基準以上のときに，信号ありと判定し，逆の場合は信号なしとするのが最適な決定である．よって，この選択肢は正しい．
4. 13.2.2 項の式（13.3）に示されている条件を満たす場合信号あり（yes）と答え，その逆は信号なし（no）と答えれば平均利得が最大になる．損失が大きい場合に no と回答するとは限らない．よって，この選択肢は誤り．
5. 信号と雑音が提示される確率がそれぞれわかっているからといって，観察者の応答が決定されるわけではない．観察者の主観的判断で応答がなされる．よって，この選択肢は誤り．

解答 >> 2, 3

第 14 章　画像の主観評価—ROC 解析

問題 1

1. LROC 解析では，信号の有無に加えて信号位置の正誤も判定結果に組み込んでいる．しかしながら，複数の信号に対して 1 対 1 の応答を求めるものではない．よって，この選択肢は誤り．
2. AUC は 2AFC 法で得られた信号検出率と等価であるので，この選択肢は誤り．
3. 信号と雑音とを全く区別できていない場合の ROC 曲線は，正の対角線となる．したがって，ROC 曲線下面積の AUC は 0.5 になる．0.5 未満になるというのは誤り．
4. 14.1.2 項〔1〕に説明されているように，ROC 曲線は負の対角線に対して線対称となる．この選択肢は正しい．
5. 14.4.2 項に説明されているように，ROC 曲線は観察者間で変動するので，たとえ複数の観察者の ROC 曲線の平均に差があっても，統計的に有意な差があるかどうかの判断はできないため，統計的有意差検定を行う．統計的有意差検定は，主観的評価法から客観的評価法にするためのものではない．よって，この選択肢は誤り．

解答 >> 4

問題 2

1. 14.3.2 項に説明されているように，観察者数は，多いほうが観察者間変動を抑えられるためよい．しかし，一般に多くの観察者を確保することは困難である．少なくとも 5 名以上の観察者を確保する必要がある．よって，この選択肢は正しい．
2. 試料数が少なくなればなるほど，試料間でバラツキが起きやすくなり，変動が大きくなる．よって，この選択肢は誤り．
3. 14.4.2 項〔2〕に説明されている Jackknife 法は，「観察者間変動」に加え，「試料間変動」も考慮した検定法である．画像データを分割して ROC 解析を行う方法である．全観察試料を複数の観察試料群に分けて ROC 解析をし，試料間変動を抑えることができる．この選択肢は正しい．
4. 平均 ROC 曲線が異なっても，統計的に有意な差があるかどうかは統計的有意差検定を行わなければわからない．よって，この選択肢は誤り．

5. 連続確信度法は，カテゴリーを設けずに確信度を応答する方法である．5段階程度のカテゴリーを設けるのは，評定確信度法という．よって，この選択肢は誤り．

解答 >> 1, 3

問題3

1. FROC曲線の横軸は，一画像当たりの平均偽陽性数（FPI：Number of false positives per image）である．
2. AFROC曲線は，FROCの横軸：FPIの値を，$P(FPI) = 1 - \exp(-FPI)$の式を用いて最大値が1になるように正規化している．
3. FROC解析は，CADの出力値を用いた性能評価によく用いられる．
4. LROC曲線の縦軸はTPFであるが，誤った位置の陰影を見て信号有と判断したケースを引いた値となるので，位置誤りがあった場合は1にはならない．
5. FROC曲線は，横軸がFPIで最大が1になるとは限らないため，曲線下面積の最大値が1になるとはいえない．

答えは3である．

解答 >> 3

参考文献

第1章　X線画像の形成
［1］内田　勝監修：基礎放射線画像工学，pp.73-122，オーム社，1998
［2］岡部哲夫，瓜谷富三：放射線診断機器工学，pp.293-302，医歯薬出版，2006
［3］桂川茂彦：医用画像情報学，pp.7-28，南山堂，2002
［4］内田　勝，金森仁志，稲津　博：放射線画像情報工学（Ⅰ），pp.297-310，通商産業研究社，1986

第2章　畳み込み積分
［1］内田　勝，金森仁志，稲津　博：放射線画像情報工学（Ⅰ），pp.99-158，通商産業研究社，1986
［2］内田　勝：基礎放射線画像工学，pp.7-34，オーム社，1998
［3］桂川茂彦：医用画像情報学，pp.29-44，南山堂，2002

第3章　フーリエ変換
［1］内田　勝：基礎放射線画像工学，pp.20-60，オーム社，1998
［2］内田　勝，金森仁志，稲津　博：放射線画像情報工学（Ⅰ），pp.90-118，通商産業研究社，1986
［3］桂川茂彦：医用画像情報学，pp.29-44，南山堂，2002

第4章　画像のディジタル化
［1］岡部哲夫，藤田広志編集：医用放射線科学講座14　医用画像工学　第2版，医歯薬出版，2004
［2］内田　勝監修：ディジタル放射線画像，オーム社，1998
［3］杜下淳次："画素からエリアシングまで"，日本放射線技術学会雑誌，Vol.60，No.1，2004
［4］滝川　厚：コントラストについて，画像通信，Vol.19，No.1，1996

第5章　画像の基本特性—入出力特性
［1］小寺吉衞編著：放射線受光系の特性曲線，医療科学社，1994
［2］岸本健治：基礎講座—ディジタルラジオグラフィの物理的画質評価法—"入出力特性"，日本放射線技術学会雑誌，Vol.65，No.7，2009
［3］H. Fujita, K. Doi, M. L. Giger, and H-P. Chan: "Investigation of basic imaging properties in digital radiography: 5. Characteristic curves of II-TV digital systems", Medical Physics, Vol.13, Iss.1, pp.13-18, 1986
［4］H. Fujita, K. Ueda, J. Morishita, T. Fujikawa, A. Ohtsuka, and T. Sai: "Basic imaging properties of a computed radiographic system with photostimulable phosphors", Medical Physics, Vol.16, Iss.1, pp.52-59, 1989

第6章　画像の解像特性—解析の原理と方法
［1］内田　勝監修：基礎放射線画像工学，pp.123-132，オーム社，1998
［2］M. L. Giger and K. Doi: "Investigation of basic imaging properties of digital radiography: 1. Modulation transfer function", Medical Physics, Vol.11, pp.287-295, 1984
［3］H. Fujita, K. Doi and M. L. Giger: "Investigation of basic imaging properties of digital radiography: 6. MTFs of I. I-TV digital imaging systems", Medical Physics, Vol.12, pp.712-720, 1985
［4］内田　勝：ディジタル放射線画像，pp.101-106, 119-122，オーム社，1998
［5］杜下淳次："なっとくする入出力特性"，画像通信，Vol.24，No.2，pp.8-11，2002
［6］東田善治："デジタル特性曲線の実践的測定法"，INNERVISION，Vol.18，No.10，pp.79-83，

2003
[7] 松尾　悟："CR におけるプリサンプリング MTF 測定法の検討"，日本放射線技術学会雑誌，Vol.54，No.10，pp.1191-1199，1998
[8] 藤田広志："なっとくする解像特性"，画像通信，Vol.24，No.2，pp.12-13，2002
[9] 井出口忠光："表計算ソフト Excel を用いたプリサンプリング MTF の実践的測定法"，INNERVISION，Vol.18，No.11，pp.68-75，2003
[10] Richard A. Sones and Gary T. Barnes: "A method to measure the MTF of digital x-ray systems", Medical Physics, Vol.11, Iss.2, pp.166-171, 1984
[11] I. A. Cunningham, S. Yamada, B. B. Hobbs and A. Fenster: "A method for modulation transfer function determination from edge profiles with correction for finite-element differentiation", Medical Physics, Vol.14, No.4, pp.533-537, 1987
[12] Ehsan Samei and Michael J. Flynn: "A method for measuring the presampled MTF of digital radiographic systems using an edge test device", Medical Physics, Vol.25, No.1, pp.102-113, 1998
[13] Kenneth A. Fetterly: "Measurement of the presampled two-dimensional modulation transfer function of digital imaging systems", Medical Physics, Vol.29, No.5, pp.913-921, 2002
[14] 服部真澄："MRI における実用 MTF 測定法—エッジ法を使用して—"，日本放射線技術学会雑誌，Vol.58，No.4，pp.487-494，2002
[15] Egbert Buhr: "Accuracy of a simple method for deriving the presampled modulation transfer function of a digital radiographic system from an edge image", Medical Physics, Vol.30, No.9, pp.2323-2391, 2003
[16] M. Matsumoto, T. Yamazaki, M. Nokita, S. Hayashida, A. Yoshida, T. Ideguchi, K. Himuro, M. Ohki, S. Kumazawa, and Y. Higashida: "Physical Imaging Properties and Low-contrast Performance of a Newly Developed Flat-panel Digital Radiographic System", 日本放射線技術学会雑誌，Vol.61，No.12，pp.1656-1665，2005
[17] 畑川政勝，山下一也，藤田広志，他：チャート法による MTF 検討班報告，日本放射線技術学会，50（3），pp.453-470，1994

第 7 章　画像の解像特性—解析の実例

[1] IEC 62220-1: "Medical electrical equipment - Characteristics of digital X-ray imaging devices - Part 1 : Determination of the detective quantum efficiency", Ed.1.0, 2003
[2] 加野亜紀子："文献紹介：ディジタルマンモグラフィの画質評価—標準化の動向—，画像通信，Vol.29，No.1，pp.55-59，2005
[3] 松本政雄："ディジタルマンモグラフィの物理評価"，医用画像情報学会雑誌，Vol.23，No.2，pp.13-18，2006
[4] Guide to the Expression of Uncertainty in Measurement, ISO 1993
[5] IEC 61267: "Medical diagnostic x-ray equipment - Radiation conditions for use in the determination of characteristics", Ed.2.0, 2005
[6] 杜下淳次，藤田広志，小寺吉衛，加野亜紀子："リフレッシャーコース：ディジタル画像の画質評価"，画像通信，Vol.24，No.2，pp.8-22，2001
[7] 東田善治："ディジタル特性曲線の実践的測定法"，INNERVISION，Vol.18，No.10，pp.79-83，2003
[8] 井手口忠光，東田善治，氷室和彦，大喜雅文，中村　悟，吉田　彰，高木理恵，畑農博英，桑原理依，豊永真紀子，田中　勇，豊福不可依："アモルファスシリコンを検出器に用いたフルディジタルマモグラフィシステム：基礎的画像特性と信号検出"，日本放射線技術学会雑誌，Vol.60，No.3，pp.399-405，2004

［9］ 井出口忠光："表計算ソフト Excel を用いたプリサンプリング MTF の実践的測定法", INNERVISION, Vol.18, No.11, pp.68-75, 2003
［10］ I. A. Cunningham: "A method for modulation transfer function determination from edge profiles with correction for finite-element differentiation", Medical Physics, Vol.14, No.4, pp.533-537, 1987
［11］ E. Samei, M. J. Flynn, and D. A. Reimann: "A method for measuring the presampled MTF of digital radiographic systems using an edge test device", Medical Physics, Vol.25, No.1, pp.102-113, 1998
［12］ 松本政雄："表計算ソフト Excel を用いたエッジ法によるプリサンプリング MTF の実践的測定法", INNERVISION, Vol.19, No.1, pp.37-43, 2004
［13］ 林田真昌："キヤノンフラットパネルディテクターの画像特性", 医用画像情報学会雑誌, Vol.21, No.2, pp.182-186, 2004
［14］ E. Samei and M. J. Flynn: "2003 Syllabus Advances in Digital Radiography Categorical Course in Diagnostic Radiology Physics", RSNA '03, 2003

第8章 画像のノイズ特性—解析の原理と方法
［1］ 内田　勝：基礎放射線画像工学，pp.51-60, 119-120, 132-150，オーム社，1998
［2］ 内田　勝，金森仁志，稲津　博：放射線画像情報工学（I），pp.118-132，日本放射線技術学会，1986
［3］ 桂川茂彦：医用画像情報学，pp.82-107，南山堂，2002
［4］ M. L. Giger and K. Doi: "Investigation of basic imaging properties of digital radiography: 1. Modulation transfer function", Medical Physics, Vol.11, pp.287-295, 1984
［5］ H. Fujita, K. Doi and M. L. Giger: "Investigation of basic imaging properties of digital radiography: 6. MTFs of I. I-TV digital imaging systems", Medical Physics, Vol.12, pp.712-720, 1985

第9章 画像のノイズ特性—解析の実例
［1］ 岡部哲夫，藤田広志：医用画像工学，pp.74-76，医歯薬出版，2004
［2］ IEC 62220-1: "Medical electrical equipment - Characteristics of digital X-ray imaging devices - Part 1 : Determination of the detective quantum efficiency", Ed.1.0, 2003
［3］ 山崎達也："デジタルウィナースペクトルの実践的測定法", INNERVISION, Vol.18, No.12, pp.40-46, 2003
［4］ 林田真昌："キヤノンフラットパネルディテクターの画像特性", 医用画像情報学会雑誌, Vol.21, No.2, pp.182-186, 2004
［5］ 井手口忠光，東田善治，氷室和彦，大喜雅文，中村　悟，吉田　彰，高木理恵，畑農博英，桑原理依，豊永真紀子，田中　勇，豊福不可依："アモルファスシリコンを検出器に用いたフルディジタルマモグラフィシステム：基礎的画像特性と信号検出", 日本放射線技術学会雑誌, Vol.60, No.3, pp.399-405, 2004
［6］ 松本政雄："ディジタルマンモグラフィの物理評価", 医用画像情報学会雑誌, Vol.23, No.2, pp.13-18, 2006

第11章 画像の信号対雑音比（SNR）に基づく総合評価—NEQ, DQE
［1］ J. C. Dainty and R. Shaw: Image Science, Academic Press, 1974
［2］ R. Shaw: "Evaluating the efficiency of imaging processes", Reports on Progress in Physics, Vol.41, Iss.7, 1978
［3］ 加野亜紀子：基礎講座—ディジタルラジオグラフィの物理的画質評価法— "Detective Quantum

Efficiency (DQE)", 日本放射線技術学会雑誌, Vol.66, No.1, 2010

［4］ 岸本健治："一般撮影においてのフラットパネルディテクタの評価", 日本放射線技術学会雑誌, Vol.58, No.4, 2002

［5］ C. E. Metz, R. F. Wagner, K. Doi, D. G. Brown, R. M. Nishikawa, and K. J. Myers: "Toward consensus on quantitative assessment of medical imaging systems", Medical Physics, Vol.22, Iss.7, 1995

［6］ 土井邦雄："ディジタルX線画像系の感度と被曝線量に関する考察", 日本放射線技術学会雑誌, Vol.52, No.11, 1996

［7］ 國友博史, 小山修司, 東出　了, 市川勝弘, 服部真澄, 岡田陽子, 林　則夫, 澤田道人："DRシステムにおけるDQE測定時の各因子の測定精度に関する検討", 日本放射線技術学会雑誌, Vol.70, No.7, 2014

［8］ IEC 62220-1-1: International Electrotechnical Commission, 2015

第12章　画像の主観評価—画像の視覚評価

［1］ 田中良久編：心理学的測定法　第2版, 東京大学出版会, 1977

［2］ 高木幹雄, 下田陽久監修：新編画像解析ハンドブック, 東京大学出版会, 2004

［3］ 日本写真学会編：改訂写真工学の基礎—銀塩写真編—, コロナ社, 1998

［4］ 大塚昭義, 砂屋敷忠, 小寺吉衛編：実験画像評価初学者のための実験入門書, メディカルトリビューン, 1994

［5］ 日本放射線技術学会編：臨床放射線技術実験ハンドブック（上）, 通商産業研究社, 1996

［6］ 土井邦雄："X線画像の信号検出と視覚特性の重要性", 日本放射線技術学会雑誌, Vol.43, No.6, pp.694-729, 1987

［7］ 坂田晴夫, 磯野春雄："視覚における色度の空間周波数特性（色差弁別閾）", テレビジョン学会誌, Vol.31, No.1, pp.29-35, 1977

［8］ J. Geleijns, L. J. Schultze Kool, J. Zoetelief, D. Zweers and J. J. Broerse: "Image quality and dosimetric aspects of chest x ray examinations : measurements with various types of phantoms", Radiation Protection Dosimetry, vol.49, pp.83-88, 1993

第13章　画像の主観評価—信号検出理論

［1］ 田中良久編：講座心理学　第2巻　計量心理学, 東京大学出版会, 1969

［2］ 日本放射線技術学会専門委員会ディジタル画像のROC解析検討班編：ROC解析の基礎と応用, 日本放射線技術学会, 1994

第14章　画像の主観評価—ROC解析

［1］ 桂川茂彦編：医用画像情報学　改訂2版, 南山堂, 2006

［2］ 日本放射線技術学会専門委員会ディジタル画像のROC解析検討班編：ROC解析の基礎と応用, 日本放射線技術学会, 1994

［3］ 市原清志：バイオサイエンスの統計学—正しく活用するための実践理論—, 南江堂, 1990

［4］ 白石順二, 宇都宮あかね："ROC解析における画像システム間の統計的有意差の検定方法—Jackknife法とその適用—", 日本放射線技術学会雑誌, Vol.53, No.6, pp.691-698, 1997

［5］ 白石順二："ROC解析における観察者間および試料間変動を考慮した統計的有意差検定", 日本放射線技術学会雑誌, Vol.63, No.10, pp.1200-1207, 2007

［6］ 白石順二：初学者のための失敗しないROC解析法入門（VOL.2）, 医用画像情報学会雑誌, Vol.18, No.3, pp.154-167, 2001

索 引

■ ア行

アナログ信号 ……………………… 38
アベレージ法 ……………………… 167
アモルファス-シリコン ……………… 4
アモルファスセレン ………………… 49
暗順応 ……………………………… 136
アンチエリアシングフィルタ ………… 46

位相角 ……………………………… 26
位相伝達関数 ……………………… 67
位置決定ROC解析 ………………… 170
一対比較法 ………………… 140, 145
イメージインテンシファイア ………… 38
イメージングプレート ……………… 4
色情報分析 ………………………… 136
インパルス関数 …………………… 14
インパルスレスポンス ……………… 14

ウィナー・ヒンチンの定理 ………… 96
ウィナースペクトル ……… 92, 95, 115, 123
ウェーバーの法則 ………………… 137

エッジ分布関数 ESF ……………… 16
エッジ法 ………………… 69, 73, 76, 87
エリアシング ……………………… 45
エリアシングエラー ………………… 68

オーバーオール MTF …………… 116, 127
オーバーオール WS ……………… 118, 127
オーバーオールウィナースペクトル … 97
オーバーオール特性曲線 …………… 55

■ カ行

外側膝状体 ………………………… 136
階段関数 …………………………… 69
階調処理 …………………… 57, 112
階調数 ……………………………… 40
階調度 ……………………… 60, 112
画質指数 …………………………… 144
画素 ………………………………… 39
仮想スリット法 …………… 101, 103
画素サイズ ………………………… 40
片側検定 …………………………… 168

間隔尺度 …………………………… 140
眼球 ………………………………… 136
観察者間変動 ……………………… 148
観察者内変動 ……………………… 148
患者 ………………………………… 2
間接型 ……………………………… 4
間接変換方式 ……………………… 49
桿体 ………………………………… 136
感度 ………………………………… 152
感度調節 …………………………… 136

偽陰性 ……………………………… 152
偽陰性率 …………………………… 152
幾何学的不鋭（ボケ） ……………… 6
奇関数 ……………………………… 27
疑似値 ……………………………… 168
擬似輪郭 …………………………… 42
輝尽性蛍光体 ………………… 4, 48
輝尽発光 …………………………… 48
キャリブレーション ……………… 86
偽陽性 ……………………………… 152
強制選択（AFC）法 ……… 140, 145
強制選択実験 ……………………… 163
偽陽性率 …………………………… 152
極限法 ……………………………… 140
距離尺度 …………………………… 140
距離法 ……………………………… 59

空間周波数処理 …………………… 57
偶関数 ……………………………… 26
空間分解能 ………………… 40, 136
空気 ………………………………… 2
空気カーマ値 ……………………… 86
くし型関数 ………………………… 45
グラディエント …………… 60, 112
グレイレベル ……………………… 40
グレイレベル数 …………………… 40

形状情報分析 ……………………… 136
検出量子効率 ……………………… 122

光学伝達関数 ……………………… 67
光（量）子 ………………………… 2

恒常法	140	信号対雑音比	122
合成ESF	88	信号伝達特性	67
合成LSF法	71	真陽性	152
構造ノイズ	97	真陽性率	152
光電効果	2	心理学的測定法	139
光量子ノイズ	97		
固定ノイズ	97	錐体	136
コヒーレント散乱	2	スティーブンスのべき法則	137
コルトマンの補正式	81	スペクトル応答特性	136
コントラスト	4, 60	スリット	14
コンピュータ支援診断	172	スリット関数	17
コンピューテッドラジオグラフィ	38	スリット像	68
コンプトン散乱	2	スリット法	68, 76

■ サ行

雑音等価量子数	122	精神物理学的測定法	139
雑音特性	92	精神物理定数	139
三元配置分散分析法	168	線形性	27
サンプリング間隔	39	線スペクトル	2
サンプリング周波数	40	線像強度分析	68
サンプリング定理	68	線像濃度分布	15
		線像分布関数	5
視覚の空間周波数特性	138	線像分布関数LSF	15
視覚野	136		
刺激–反応行列	152	増感紙の構造モトル	92
自己相関関数	94, 95	増感紙–フィルム系	4
視細胞	136	相互作用	2
視索	136	相対感度	59
視神経	136	増幅	4
システムコントラスト	70	増幅率 g	4
自動階調処理	57	ソフトコピー	57
視放線	136	損失	153
尺度構成法	140		
シャノンの定理	42	■ タ行	
自由応答ROC解析	171	ターゲット	2
自由応答選択肢ROC解析	171	対称性	28
周波数ビン	104	ダイナミックレンジ	54, 60, 70
受信者動作特性解析	140	タイムスケール法	59, 71
受信者動作特性曲線	153	畳み込み積分	12
順序尺度	140	単位ステップ関数	16, 69
照射線量	86	タングステン（W）板	87
序数尺度	140		
試料間変動	148	チェッカーボード効果	40
真陰性	152	調整法	140
真陰性率	152	丁度可知差異	137
信号検出理論	140, 152	直接型	4
		直接変換方式	49

ディジタルWS	127	ピクセル値	40
ディジタル化	38	被検体	2
ディジタル検出器	86	比尺度	140
ディジタル信号	38	ビット	47
ディジタル特性曲線	55, 70, 86, 112	被ばく線量	3
定数測定法	139	評定確信度法	163
データ圧縮	48	評定実験	163
デルタ関数	13	標本化	39
電気系ノイズ	97	標本化間隔	39
点像濃度分布	15	標本化周波数	40
点像分布関数PSF	14	標本化定理	33, 42
		比例尺度	140
統計的決定理論	152	ピンホール	14, 15
等分散2標本t検定	168		
特異度	152	フィルタ	2
特性X線	2	フィルムの粒状	92
特性曲線	54	ブートストラップ法	59
特性曲線の傾き	4	フーリエ逆変換	26
トレンド除去	103	フーリエ級数	22
トレンド除去処理	103	フーリエスペクトル	26
トレンド補正	103	フーリエ変換	26, 68, 69, 95
		フーリエ変換対	26
■ナ行		プール法	167
ナイキスト	42	フェヒナーの法則	137
ナイキスト周波数	33, 43	腹側視覚経路	137
ナイフエッジ	16	複素フーリエ級数	24
		不等分散2標本t検定	168
入射Ｘ線フォトン数	123	フラットパネルディテクタ	4, 38, 69
入出力特性	54	プリサンプリングMTF	67, 68, 69, 75, 87
		プリサンプルドMTF	114
ノイズの構成	92	フリッカー	139
ノイズパワースペクトル	95	分類尺度	140
濃度分解能	41		
		平均ROC曲線	167
■ハ行		ベイズの定理	154
バーガーファントム	143	変調伝達関数	5, 16, 67, 123
パーセヴァルの定理	31	弁別閾	137
ハードコピー	57		
背側視覚経路	137	ポアソン分布	123
バイト	48	ボクセル	47
ハウレットチャート法	140, 141	ボケ	6
薄膜トランジスタ	4, 49	ボケマスク処理	115
ビームハードニング	3	■マ行	
ヒール効果	6	マイクロデンシトメータ	94
比較判断の法則	146	マッハ効果	139

索引

マトリックスサイズ ……………… 40

ミクロフォトメータ ……………… 15

無病正診率 ……………………… 152

名義尺度 ………………………… 140
明順応 …………………………… 136

モアレ …………………………… 45
網膜 ……………………………… 136

■ヤ行
有限要素法 ……………………… 74
尤度比 …………………………… 154
有病正診率 ……………………… 152
ゆらぎ …………………………… 123

■ラ行
ラチチュード …………………… 54
ランドルト環チャート法 ……… 140

離散的スペクトル ……………… 25
理想的観察者 …………………… 154
利得 ……………………………… 153
粒状 ……………………………… 92
両側検定 ………………………… 168
量子化 …………………………… 40
量子化誤差 ……………………… 41
量子化ノイズ …………………… 97
量子化レベル …………………… 40
量子化レベル数 ………………… 40
臨界融合周波数 ………………… 139
隣接差分 ………………………… 74

レスポンス関数 ……………… 67, 68
連続X線 ………………………… 2
連続確信度法 ………………… 163, 164
連続スペクトル ………………… 25

■A
A/D変換器 ……………………… 38
AFC (alternative forced choice) … 140
AFROC解析 …………………… 171
aliasing ………………………… 45

alternative free-response receiver operating characteristic ……………… 171
analog-to-digital converter …… 38
anti-aliasing filter ……………… 46
AUC (area under the ROC curve) … 161
autocorrelation function ……… 94

■B
Bayes' theorem ………………… 154
beam hardening ………………… 3
bit ………………………………… 48
byte ……………………………… 48

■C
CAD ……………………………… 172
C-Dダイヤグラム ……………… 140
CFF (critical fusion frequency) … 139
characteristic curve …………… 54
characteristic X-ray …………… 2
checkerboard effect …………… 40
Coltman (コルトマン) の補正式 … 81
comb function ………………… 45
continuous spectrum …………… 25
continuous X-ray ……………… 2
continuously-distributed scales method … 164
contrast ………………………… 4
convolution integral …………… 12
critical fusion frequency ……… 139
CT ………………………………… 38

■D
d' ………………………………… 161
$d'e$ ……………………………… 161
data compression ……………… 48
density resolution ……………… 41
detective quantum efficiency … 122
difference threshold …………… 137
digital characteristic curve …… 55
direct type ……………………… 4
discrete spectrum ……………… 25
DQE (detective quantum efficiency) … 122
DSA ……………………………… 38
dynamic range ………………… 54

■E
ESF (edge spread function) … 16, 69, 88

■F

false contouring	42
false negative	152
false negative fraction	152
false positive	152
false positive fraction	152
false positive per image	171
Fechner's law	137
FN (false negative)	152
FNF (false negative fraction)	152
Fourier transform	26
Fourier transform pair	26
FP (false positive)	152
FPD (flat-panel detector)	4, 69
FPF (false positive fraction)	152
FPI	171, 172
FROC (free-response receiver operating characteristic)	171
FROC解析	171

■G

gradient	4, 60, 112
gray level	40

■H

H-D曲線	54
heel effect	6
Hurter and Driffield curve	54

■I

ideal observer	154
IEC	73
IEC 62220-1 シリーズ規格	132
image quality figure	144
impulse function	14
impulse response	14
indirect type	4
input-output characteristics	54
IP (imaging plate)	4
IQF (image quality figure)	144

■J

Jackknife法	167
jnd (just noticeable difference)	137

■L

latitude	54
likelihood ratio	154
linearity	27
look up table	112
LROC (localization receiver operating characteristic)	170
LROC解析	170
LSF (line spread function)	5, 15, 69
LUT (look up table)	112

■M

Mach effect	139
matrix	40
Medical electrical equipment - Characteristics of digital X-ray imaging devices -	132
modulation transfer function	123
moire	45
mottle	92
MTF (modulation transfer function)	5, 16, 66, 67, 68, 123, 127

■N

NEQ (noise equivalent quanta)	122
noise	92
noise power spectrum	95, 133
NPS	133
Nyquist	42
Nyquist frequency	33, 43

■O

OTF (optical transfer function)	67
overall characteristic curve	56

■P

Parseval	31
patient dose	3
photon	2
photostimulable phosphor	48
pinhole	14
pixel size	40
pixel value	40
Poisson distribution	123
presampled modulation transfer function	114
presampled MTF	127
PSF (point spread function)	15

索引

PTF（phase transfer function） 67

■Q
quantization 40
quantization error 41
quantization value 40

■R
RMS（root mean square） 92
RMS粒状度 92, 94, 95
ROC解析（receiver operating characteristic analysis） 140
ROC曲線（receiver operating characteristic curve） 153, 158
ROC曲線の下側の面積 161

■S
sampling frequency 40
sampling pitch 39
sampling theorem 33, 42
screen-film system 4
sensitivity 152
Shannon 42
signal detection theory 152
signal-to-noise ratio 122
sinc関数 32
slit 14
slit function 17
SNR（signal-to-noise ratio） 122
spatial resolution 40
specificity 152

■T
target 2
TFT（thin film transistor） 4, 49
Thurstoneの比較判断の法則 147
TN（true negative） 152
TNF（true negative fraction） 152
TP（true positive） 152

TPF（true positive fraction） 152
true negative 152
true negative fraction 152
true positive 152
true positive fraction 152
t検定 167

■U
unit step function 16
USM（unsharp masking） 115

■V
voxel 47

■W
Wiener spectrum 92, 118, 123
Wiener-Khintchine's theorem 96
WS 118, 123
$WS_{overall}(u, v)$ 97

■X
X線スペクトル 2
X線の二重性 2
X線量子モトル 92, 97

■Y
yes-no実験 163

■数字・記号
1標本t検定 167
2AFC（2-alternative forced choice）法 145
2肢強制選択法 145
2次元フーリエ変換 104
2標本t検定 167
4AFC法 145
25AFC法 145

α-Se 49
α-Si 4

〈編者・著者略歴〉

石田 隆行（いしだ たかゆき）
- 1983年 大阪大学医療技術短期大学部 診療放射線技術科卒業
- 1993年 博士（工学）
- 1998年 広島国際大学保健医療学部 診療放射線学科 教授
- 現 在 大阪大学大学院医学系研究科 保健学専攻 教授

松本 政雄（まつもと まさお）
- 1978年 京都工芸繊維大学大学院 工芸学研究科電気工学専攻修了
- 1992年 博士（工学）（京都大学） 元 大阪大学大学院医学系研究科 保健学専攻 准教授

加野 亜紀子（かの あきこ）
- 1984年 東京工業大学理学部 応用物理学科卒業
- 2001年 岐阜大学大学院工学研究科 電子情報システム工学専攻 博士後期課程修了 博士（工学）
- 現 在 コニカミノルタ株式会社 勤務

下瀬川 正幸（しもせがわ まさゆき）
- 1994年 千葉大学工学部画像工学科卒業
- 2000年 千葉大学大学院自然科学研究科 情報システム科学専攻修了 博士（工学）
- 現 在 群馬県立県民健康科学大学大学院 診療放射線学研究科 教授

- 本書の内容に関する質問は、オーム社ホームページの「サポート」から、「お問合せ」の「書籍に関するお問合せ」をご参照いただくか、または書状にてオーム社編集局宛にお願いします。お受けできる質問は本書で紹介した内容に限らせていただきます。なお、電話での質問にはお答えできませんので、あらかじめご了承ください。
- 万一、落丁・乱丁の場合は、送料当社負担でお取替えいたします。当社販売課宛にお送りください。
- 本書の一部の複写複製を希望される場合は、本書扉裏を参照してください。

JCOPY ＜出版者著作権管理機構 委託出版物＞

よくわかる医用画像工学（改訂2版）

- 2008年 9 月 20 日　第 1 版第 1 刷発行
- 2015年 11 月 30 日　改訂 2 版第 1 刷発行
- 2023年 9 月 30 日　改訂 2 版第 9 刷発行

編　者　石田 隆行
著　者　石田 隆行
　　　　松本 政雄
　　　　加野 亜紀子
　　　　下瀬川 正幸
発行者　村上 和夫
発行所　株式会社オーム社
　　　　郵便番号　101-8460
　　　　東京都千代田区神田錦町 3-1
　　　　電話　03(3233)0641（代表）
　　　　URL　https://www.ohmsha.co.jp/

© 石田隆行・松本政雄・加野亜紀子・下瀬川正幸 2015

印刷・製本　小宮山印刷工業
ISBN978-4-274-21815-6　Printed in Japan